医林外传

中医这么好玩儿

胡献国　等编著

青岛出版社
QINGDAO PUBLISHING HOUSE

图书在版编目（CIP）数据

医林外传：中医这么好玩儿 / 胡献国等编著 . — 青岛：青岛出版社，2020.8
ISBN 978-7-5552-7340-0

Ⅰ . ①医… Ⅱ . ①胡… Ⅲ . ①中国医药学—普及读物 Ⅳ . ① R2-49

中国版本图书馆 CIP 数据核字 (2020) 第 104595 号

编委会

胡献国　胡　皓　刘海军　周合伟

李　洋　常　梦　陈　翔　孙　健

书　　名	医林外传：中医这么好玩儿	
编　　著	胡献国　等	
出版发行	青岛出版社	
社　　址	青岛市海尔路 182 号（266061）	
本社网址	http://www.qdpub.com	
邮购电话	0532-68068091	
责任编辑	徐　瑛	
封面设计	祝玉华	
内文插画	孙　健	
特约审稿	陈　进	
制　　版	青岛乐喜力科技发展有限公司	
印　　刷	青岛国彩印刷股份有限公司	
出版日期	2020 年 9 月第 1 版　2020 年 9 月第 1 次印刷	
开　　本	32 开（890mm×1240mm）	
印　　张	4.75	
字　　数	80 千	
图　　数	60 幅	
书　　号	ISBN 978-7-5552-7340-0	
定　　价	39.80 元	

编校印装质量、盗版监督服务电话：4006532017　0532-68068638

中医这么好玩儿

医林外传

中医学博大精深，源远流长，有着极其深厚的文化底蕴，是中华民族的宝贵财富。在中医学的发展过程中，曾流传下许多故事和传说，这些有趣的故事和传说至今仍是人们茶余饭后的美谈。本书配有趣味漫画，按照历史顺序介绍了近百则中医药的传奇故事，以及中医药研究与应用的现状；让读者在轻松的阅读中走近中医，爱上中医。

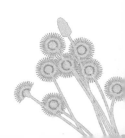

目录

- 嫘祖与蚕　　　　　／1
- 郯子与鹿乳　　　　／4
- 仲由与粟米　　　　／5
- 闵子与芦花　　　　／8
- 勾践与黄酒　　　　／10
- 西施与香榧　　　　／12
- 黄歇与玳瑁　　　　／14
- 梁王与枸橼　　　　／16
- 秦始皇与墨鱼　　　／18
- 刘恒与汤药　　　　／21
- 蔡顺与桑葚　　　　／27
- 董永与槐　　　　　／29
- 丁兰与刺血疗法　　／31
- 淳于意与芫花　　　／32
- 张良与饴糖　　　　／33

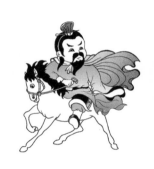

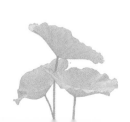

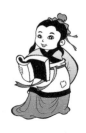

刘彻与石菖蒲　　　　/ 34

刘彻与白术　　　　　/ 36

王昭君与昭君眉豆　　/ 37

淳于衍与附子　　　　/ 39

姜诗与鲤鱼　　　　　/ 41

陆绩与橘　　　　　　/ 45

张仲景与茅根　　　　/ 46

关羽与乌头　　　　　/ 47

庞统与大蓟　　　　　/ 49

曹操与《龟虽寿》　　/ 51

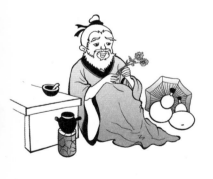

孟宗与竹笋　　　　　/ 53

王祥与冰凌　　　　　/ 54

杨香打虎　　　　　　/ 56

顾恺之与甘蔗　　　　/ 58

陈高祖与荷叶　　　　/ 61

庾肩吾吃槐子明目乌发　/ 63

江淹食菱缓愁年　　　/ 64

杜甫与春韭　　　　　/ 66

杜甫与苍耳　　　　　/ 68

杜甫与猕猴桃　　　　/ 70

李世民与葡萄　　　　/ 71

李世民与荸荠　　　　/ 74

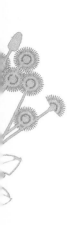

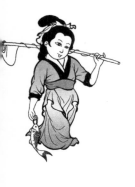

孙思邈与蒲公英　　　　/ 76

孟浩然与查头鳊　　　　/ 78

张祜与冬瓜　　　　　　/ 80

刘禹锡与诃子　　　　　/ 81

崔山南与人乳　　　　　/ 82

陆龟蒙与茭白　　　　　/ 84

李嗣源与骨碎补　　　　/ 85

绿杯红袖趁重阳　　　　/ 87

吴文英与午睡　　　　　/ 89

范仲淹与粥　　　　　　/ 92

罗大经与槟榔　　　　　/ 94

周紫芝与蜡烛　　　　　/ 96

司马光与枕头　　　　　/ 99

苏东坡与牡蛎　　　　　/ 100

张果与生地黄　　　　　/ 102

赵匡胤与莴苣　　　　　/ 104

罗天益与艾叶　　　　　/ 106

张子和祛痰用藜芦　　　/ 108

朱元璋与柿　　　　　　/ 109

李时勉与血竭　　　　　/ 111

王夫之与姜　　　　　　/ 113

傅青主与药石　　　　　/ 115

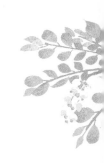

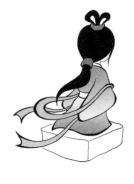

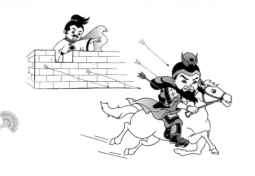

● 傅青主与桑叶 / 119

● 康熙与哈密瓜 / 120

● 雍正与人参 / 121

● 乾隆与海参 / 123

● 乾隆与猴头菇 / 125

● 乾隆与杭菊 / 126

● 慈禧与半夏曲 / 127

● 慈禧与鲜花 / 129

● 慈禧与水牛角 / 130

● 于成龙与萝卜 / 131

● 朱彝尊与枇杷 / 132

● 左宗棠与莼菜 / 134

● 徐大椿与大黄 / 135

● 张锡纯与鸦胆子 / 137

● 李慈铭与木香 / 138

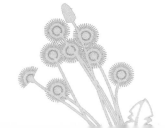

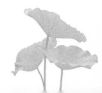

嫘祖与蚕

　　嫘祖，中国远古时期人物，为轩辕黄帝的正妃。她首创种桑养蚕之法、抽丝编绢之术，史称嫘祖始蚕。（远安嫘祖文化节于每年农历三月在湖北省远安县嫘祖镇嫘祖文化园隆重举行，中华儿女齐聚嫘祖故里，共同纪念人文女祖，为中华民族的伟大复兴祈福。）

　　据《史记》记载，嫘祖结束了人类以兽皮和植物为衣的历史，被后人称为人文先祖。

　　蚕浑身是宝，作为最早用于临床的中药之一，为中华民族的健康繁衍做出了贡献。

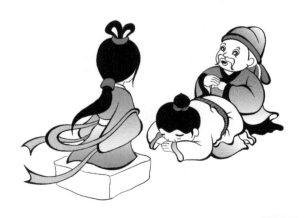

蚕蛹　为蚕蛾科昆虫家蚕吐丝做茧后在茧中变成的蛹虫。中医认为，本品性味甘、咸而辛温，归脾、胃、肾经，有温阳补肾、祛风除湿、健脾消积之功，适用于肾阳亏虚、阳痿遗精、风湿痹痛、小儿疳积等。《本草纲目》等中医古籍文献记载本品治小儿疳瘦，长肌，退热，去蛔虫；治风及劳瘦；和脾胃，祛风湿，长阳气。研究表明，蚕蛹所含的蛋白质易被水解，且与人体蛋白质相似，其人体吸收率高，不会引起胆固醇上升。食蚕蛹既可补充脂肪、蛋白质和多种维生素，又可增强脑细胞活力，提高思维能力。

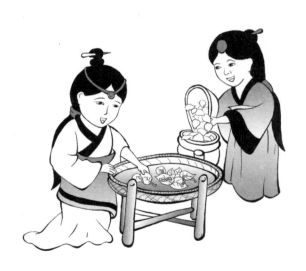

僵蚕　为蚕蛾科昆虫家蚕的幼虫在未吐丝之前因感染白僵菌而发病致死的僵化体，晒干生用或炒用。中医认为，本品性味咸、辛而平，入肝、肺经，有息风止痉、解毒散结、祛风止痛之功，适用于肝风内动与痰热壅盛所致的抽搐惊痫，以及风热、肝热所致的头痛目赤、咽喉肿痛、瘰疬痰核、疔疮肿毒等。中医古籍文献记载本品散风痰结核、瘰疬、头风、风虫齿痛、皮肤风疮。研究表明本品有催眠、抗惊厥作用。

蚕茧　为蚕蛾科昆虫家蚕蛾的茧壳，全国养蚕地区均产。将蚕茧剪开，去尽内部杂质，或置罐内，存性煅用。中医认为，本品性味甘、温，归脾经，有解毒、止血、止渴之功，适用于便血、尿血、血崩、消渴、反胃、疳疮、痈肿等。

蚕沙　又名晚蚕沙、蚕粪，为蚕蛾科昆虫家蚕幼虫的粪便。搜集家蚕粪便，晒干，筛净杂质即得。中医认为，本品性味甘、辛而温，归肝、脾、胃经，有祛风湿、止痹痛之功，适用于关节疼痛、月经过多、腹痛、皮肤风疹等。

蚕蛾　为蚕蛾科昆虫家蚕的虫体。中医认为，本品性味咸、温，归肝、肾经，有补肾壮阳、祛风除湿之功，适用于肾虚阳痿、风湿疼痛等。雄蚕蛾是性交之王，必须与数十只雌蚕蛾交配，所以它被列为强精食品之一。中医古籍文献记载本品益精气，强阴道，止精；壮阳事，止尿血，暖水脏。《本草纲目》言雄蚕蛾性淫，出茧即媾，至于枯槁乃已，故强阴益精用之。

郯子与鹿乳

郯子，春秋时期郯国人，"鹿乳奉亲"说的是他为父母求鹿乳的故事。郯子非常孝顺，他的父母年纪大了，两个人都患上了眼病，想喝野鹿的乳汁。于是郯子穿上鹿皮做的衣服，来到深山密林里，混到鹿群当中，挤母鹿的乳汁，拿回家供养双亲。有一次，一个猎人发现了他，以为是只失群的小鹿，便用弓箭瞄准，准备射他，吓得他大喊救命，告诉猎人自己的经历，才逃过一场大难。肝开窍于目，目得血而能视，鹿乳乃气血所化，故喝鹿乳则眼疾可愈。

鹿皮 为鹿科动物梅花鹿或马鹿的皮。中医认为，鹿皮性味温、咸，有健脾益气之功，适用于肢软乏力、头晕心悸、疮疡久不收口等。中医古籍文献记载本品能补气，涩虚滑，治妇女白带、血崩不止，涂一切疮。

鹿乳 为鹿科动物梅花鹿或马鹿的乳汁。中医认为，鹿乳性味甘、平，有补虚疗损、生津润肠之功，适用于虚弱劳损、反胃噎膈、消渴、便秘等。乳汁为气血之液，乃阴血化生，生于脾胃，是一切虚弱病人的补益良药。

仲由与粟米

仲由，字子路，又字季路，春秋时期鲁国人，"孔门十哲"及"孔门七十二贤"之一。"为亲负米"说的是仲由为其父母背米的故事。

仲由经常吃嫩藜叶和野藿叶等野菜做的饭，他把自己的俸米从百里以外的地方背回家给双亲吃。后来子路当了大官，家里积攒的粟米都吃不完，吃饭时面前摆满食器。但面对这一情景，子路常常叹息道："我还是喜欢吃嫩藜叶和野藿叶做的饭，从百里外背米回家供养双亲，可惜再也得不到这样的机会了。"

藜（灰菜）和藿均为古菜蔬。为人子者，应学习仲由，孝敬父母。

粟米　为禾本科植物粟的种仁。中医认为，粟米性味甘、咸而凉，入脾、胃、肾经，有健脾和胃、补益虚损之功。中医古籍文献记载粟米补养肾气，去胃脾中热；和中益气，止痢，治消渴，利小便。本品健脾和胃，补虚疗损，对素体亏虚、病后体虚、产后气血虚弱者尤为适宜。本品煮粥食，益丹田，补虚损，开肠胃。脾胃阴虚，或消渴口干者，以陈者为宜，处方名陈粟米。

灰菜　又名灰条菜、灰灰菜，为藜科藜属植物。春节至清明节前采收，晒干或鲜用均可。中医认为本品性味甘、平，入肺经，有清热利湿、止痒透疹、解毒杀虫之功，适用于风热感冒、痢疾、腹泻、龋齿痛，外用治皮肤瘙痒、麻疹不透等。

食用本品过量可引起日光性皮炎，有过敏史者应避免食用或少量食用。

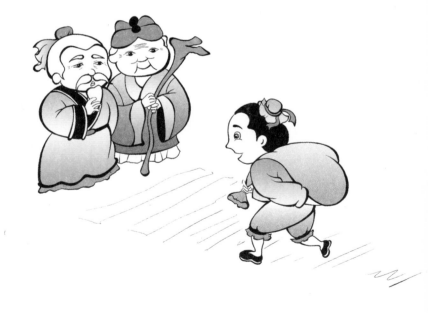

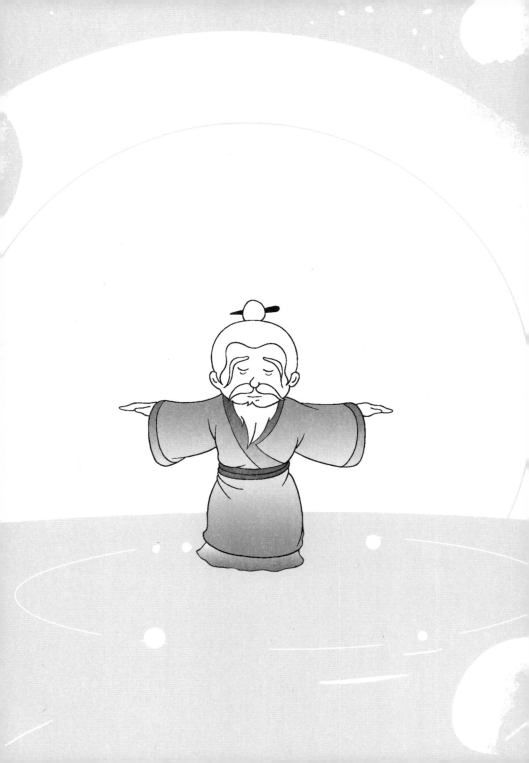

闵子与芦花

闵子，名损，字子骞，春秋时期鲁国人，孔子的弟子，为"孔门七十二贤"之一。"芦衣顺母"说的是闵子忍辱负重、善待继母的故事。

闵损年幼时母亲就去世了，父亲续娶后，后母又生了两个儿子。冬天，继母给两个亲儿子穿上用棉絮做的冬衣，因为厌弃闵损，给他穿的却是用芦花做的衣服。有一天，父亲要出门，让闵损备马。闵损因身体寒冷发抖，将缰绳掉落在地上。其父怒而鞭打他，将衣服打破，才发现他穿的是用芦花做的衣服。父亲得知闵损受虐待，非常痛心，要休掉后妻。闵损阻止父亲说："留下母亲，只是我一个孩子受冷；赶走母亲，三个孩子都要挨冻。"继母听说后悔恨交加，从此知错改过。

棉花 又名故棉，不仅可织衣缝被，为居家常用之物，而且入药疗疾亦颇多效验。中医认为本品性味淡、平，有收敛止血之功，适用于痔血、脱肛、崩漏、带下、金疮出血等。中医古籍文献记载本品治血崩、金疮，烧灰止血，敷冻疮。

棉籽油　为锦葵科植物种子所榨取的脂肪油。《本草纲目》言本品治恶疮、疥癣（外搽）。棉籽粗制油中含有毒的棉酚，可引起男子不育。

芦花　为禾本科植物芦苇的花，本品性味甘、寒，入肺、脾经，有止血解毒之功，适用于鼻衄、血崩、上吐下泻等。中医古籍文献记载本品煮浓汁服，主霍乱、鱼蟹中毒；烧灰吹鼻，止衄血，亦入崩中药。

芦根　又称苇根、芦苇根，为禾本科植物芦苇的根茎，生用或鲜用，鲜者疗效佳。中医认为，芦根性味甘、寒，入肺、胃经，有清热生津、清热排脓、宣毒透疹、利湿解毒之功。中医古籍文献记载本品主消渴邪热、小便不利，疗呕逆、不下食、胃中热。本品味甘气寒而无毒，甘能益胃和中，寒能除热降火，热解胃和则津液疏通而渴止。本品既能清泻肺胃之热，又能养阴生津而止渴，有寓补于清、祛邪而不伤正的特点，煮粥服食对肺胃热盛证、阴津亏损证有效。

芦笋　为禾本科植物芦苇的嫩芽。中医认为，芦笋性味甘、寒，入肺、胃经，有清热解毒、利湿通淋之功，适用于热毒疮痈、脾胃积热、口渴引饮、小便不畅、淋涩疼痛等。中医古籍文献记载本品解诸肉毒，清肺止渴，利水通淋。

勾践与黄酒

勾践，春秋末期越国国君，曾败于吴，后屈服求和，乃卧薪尝胆，发愤图强，终成霸业。《史记·越王勾践世家》载：越王勾践反国，乃苦身焦思，置胆于坐，坐卧即仰胆，饮食亦尝胆也。成语"卧薪尝胆"即出于此。

吴越相争，越败于吴，勾践被迫去吴地为奴。君臣相送，大夫文仲致酒曰："君臣生离，感动上皇。众夫哀悲，莫不感伤。臣请荐脯，行酒二觞。"越王勾践仰天叹息，举杯垂泪……

勾践忍辱负重，后终于被释放回国。为了雪耻，他努力增加越国的人口，补充兵力和劳动力，采取一系列奖励生育的政策和措施。如生子，奖励二壶酒，一犬；生女子，奖励二壶酒，一豚。此处的酒，指黄酒。以酒奖励生育有两方面作用，一是它作为国君的恩施，可使百姓感激国君，听从国君；二是它作为一种保健用品，能帮助产妇恢复体能，有利于优育。从此，黄酒便作为产妇的保健品沿用至今。

越国富强起来，为报国耻，勾践兴师伐吴。相传大军待发之时，父老献酒，勾践将越国自己酿制的美酒倒入河中，与将士们迎流共饮，于是士卒感奋，士气倍增，一举灭吴。至今，绍兴城内仍保留着这条"投醪河"，淙淙流水见证着当年的历史。（成语"箪醪劳师"说的便是此事。）

黄酒　为世界上最古老的酒类之一。黄酒色泽浅黄或红褐，质地醇厚，口味香甜甘冽，回味绵长，而酒精含量仅为15%左右，是比较理想的酒精类饮料。

中医认为，黄酒性味苦、甘、辛而温，入肝、脾、胃经，有行药势、杀百邪恶毒、通经络、行血脉、温脾胃、养皮肤、散湿气、除风下气之功，适用于风湿痹痛、骨节疼痛、消化不良、冻疮、手足不温等。秋冬温饮黄酒，可活血散寒，通经活络，有效抵御寒冷，预防感冒。

黄酒虽然酒精含量低，但饮用时也要适量，一般每日50克左右为宜。选购黄酒时，以酒液呈黄褐色或红褐色、清亮透明者为佳。如酒液已浑浊，色泽变得很深，最好不要饮用。

西施与香榧

　　西施，本名施夷光，被后人称为"西子"，春秋末期出生于越国，相传自幼随母浣纱江边，故又被称为"浣纱女"。香榧上有两颗眼睛状的凸起，被称为"西施眼"，据说其来历与西施有关。

　　香榧果壳坚硬而不易打开，据说吴王夫差为了考验大家，便在宫里进行剥香榧比赛。美女郑旦等人或用手剥，或用口咬，剥出的香榧果少有完整的。而西施聪慧过人，用手轻轻一捏两颗眼睛状的凸起，便可剥开果壳，取出的榧肉完完整整。原来她观察发现，只要用拇指和食指轻捏香榧壳上的"眼睛"，就能将壳打开。吴王大喜，为赞西施之美貌与聪慧，遂将香榧的"眼睛"命名为西施眼。

　　香榧是药食两用食物，炒后既可嚼食，又供药用，为中医常用杀虫药，中药名为"榧子"。

　　榧子　为红豆杉科植物榧树的成熟果实，冬季采收。中医认为，本品性味甘、平，入肺、大肠经，有杀虫泻下之功。本品既能杀虫，又不损伤胃气，并有缓泻之功，可促进虫体排出，用于多种肠道寄生虫病，为驱虫要药。中医古籍文献记载本品主五痔，润肺杀虫，与使君子同功；治肺火，健脾土，补气化痰，止咳嗽，定咳喘，去瘀生新。本品对淋巴细胞性白血病有明显的抑制作用，对预防和治疗淋巴肉瘤有益。常食本品可润泽肌肤、延缓衰老，对眼睛干涩、夜盲等有防治作用。

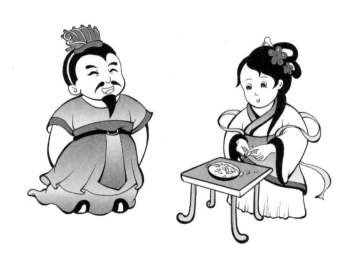

黄歇与玳瑁

黄歇，楚国大臣，被封为春申君。

司马迁《史记·春申君列传》记载：赵国平原君使臣出使楚国时，为向春申君炫耀富有，头戴玳瑁簪，身配镶有珠玉的佩剑。没想到春申君的三千门客脚穿斗大珍珠镶嵌的鞋见客，使赵国使臣深感惭愧。这表明在我国的战国时期，玳瑁已经是很普遍的男子饰品了。

玳瑁的背甲可以用来制作精美的装饰品，汉代著名乐府诗《孔雀东南飞》中就有"足下蹑丝履，头上玳瑁光"之句。据说唐代女皇武则天则使用玳瑁制作的梳子、扇子、琴板、发夹等。由于掠夺性的乱捕滥杀，玳瑁目前已被列入《国家重点保护野生动物名录》。

玳瑁　为海龟科动物玳瑁的肉。玳瑁片，又名明玳瑁，为海龟科动物玳瑁的背甲。玳瑁产于我国台湾、福建、广东、海南等地；全年均可捕获，以片厚、花纹明显、半透明者为佳。中医认为，玳瑁肉性味甘、平，入心、肺、肝经，有疏风清热、行气消痰、活血通淋、镇心安神之功，适用于外感风热、胸膈满闷、月经不调、失眠等。中医古籍文献记载本品主诸风毒，行气血，去胸膈中风痰，镇心神，逐邪热，利大小肠，通妇人经脉。玳瑁片性味甘、寒，入心、肝经，有清热养阴、平肝定惊之功，适用于热病烦躁、神昏谵语、惊痫、中风、阳亢等。本品既能清热解毒，又能平肝定惊。临床上，玳瑁片常与牛黄、麝香、冰片、朱砂等药配合，用于热病神昏、痉厥等；与石决明、羚羊角、钩藤等药配合，用于中风阳亢。

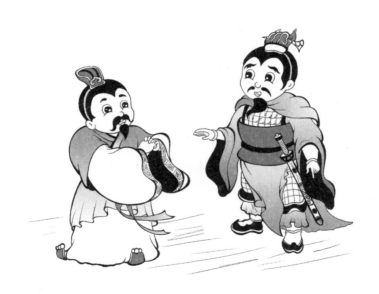

梁王与枸橼

春秋战国时期，魏国的都城叫大梁，所以魏国又被称为梁国，魏国国君被称为梁王。

梁王喜欢吃水果，派使者到吴国去寻求。吴国人给了他一些橘，梁王吃后觉得味道很美，又派使者向吴国索求别的水果。吴国人给了他一些柑，梁王吃后感觉味道更美。梁王疑心吴国还有更美味的水果不愿意给他，于是派使者到吴国暗访。吴国有一个农人，其家庭院中栽有枸橼，果实有瓜那么大，使者便向农人索要，农人不给。使者将情况报知梁王。梁王说："我早就知道吴国人很吝啬。"于是他命令使者带上礼物再去索求。使者把枸橼带回来献给梁王品尝，谁知这枸橼酸得梁王直皱眉头，连声责备使者。这个故事生动地勾画出一个欲壑难填的昏君的形象。文中橘、柑、枸橼（香橼）均为水果。

柑　为芸香科植物柑的成熟果实，冬季果实成熟时采收。中医认为，本品性味甘、酸而平，归脾、胃经，能生津止渴，醒酒利尿；适用于热病后津液不足所致之口渴或伤酒烦渴等。

中医古籍文献记载本品利肠胃中热毒，止暴渴，利小便，除烦醒酒。

香橼　为芸香科植物枸橼或香圆的果实。中医认为，本品性味辛、微苦、酸而温，归肝、脾、肺经，有疏肝理气、和中止痛、燥湿化痰之功，适用于肝失疏泄、脾胃气滞所致之胸闷、胸痛、胁痛、脘腹胀痛、痰湿郁滞、咳嗽痰多等。中医古籍文献记载本品下气消痰，宽中快膈；平肝解郁，理肺气，通经利水，治腰脚气。本品所含的果胶能降低血胆固醇浓度，防止脂肪堆积。

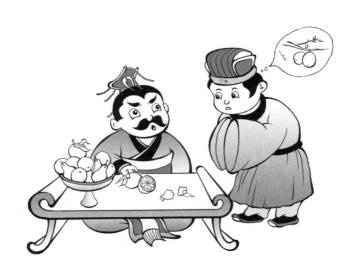

秦始皇与墨鱼

秦始皇（嬴政）出生于赵国，为秦庄襄王之子，中国历史上著名的政治家。

相传秦始皇统一中国之后四处游历，巡幸天下。这一年，他和众大臣来到黄海，为黄海的美景所着迷。看着看着，有一个侍卫竟将一只装有文房四宝和奏章的白缎袋子丢失在海滩上。天长日久，这只白缎袋子受大海的滋润，得天地之精华，竟变成一个有生命的小精灵，袋身变成了雪白的肉体，两根带子变成了两条触须，袋子里的墨则包裹在肉体中的墨囊内。小精灵生活在海里，行动很敏捷，一旦遇敌来犯，便鼓起肚腹，喷射出漆黑的墨汁，掩护自己逃之夭夭。后来，沿海的村民将这种生物（墨鱼）捕食后，发现其对妇科病、胃痛泛酸等疾病很有疗效。

墨鱼　又名乌贼，为乌贼科动物，分布于我国沿海地区。中医认为，本品性味咸、平，归肝、肾经，有养血、通经、催乳和补脾、益肾、滋阴之功，适用于肝肾两虚、阴血不足所致之经闭、崩漏或月经量少、产后乳汁分泌不足，以及精血亏损、头晕耳鸣、遗精早泄、年老体弱等。中医古籍文献记载本品性属阴，故能入营补血，入肾滋水强志，而使月事以时下也；滋肝肾，补血脉，理奇经，利胎产，调经带，最益妇人；主赤白漏下、经泻血闭、阴蚀肿痛。

乌贼骨　又名海螵蛸，为乌贼科动物金乌贼或无针乌贼的内贝壳，分布于我国沿海地区。中医认为，本品性味咸、涩、微温，归肝、肾经，有收敛止血、固精止带、制酸止痛、收湿敛疮之功，适用于崩漏下血、肺胃出血、创伤出血、遗精带下、胃痛吐酸、湿疹疮疡等。中医古籍文献记载本品主女子血枯病、伤肝、唾血、下血及目中一切浮翳。

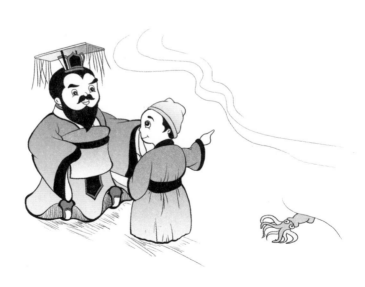

墨　又名乌金、陈玄、玄香、乌玉块，为松烟和入胶汁、香料等加工制成，以色黑、气清香、有裂纹、陈久者为佳。中医认为，本品性味辛、平，入心、肝、肾经，有止血消肿之功，适用于吐血衄血、崩中漏下、血痢、痈肿发背等。中医古籍文献记载本品止血，生肌肤，合金疮，主产后血晕、崩中卒下血；利小便，通月经，治痈肿；泻心清肺，去妄热，止妄血，下气归肾；平肝润肺，除风热，止咳嗽，生津解渴。

八宝五胆药墨（中成药），方由水牛角浓缩粉、羚羊角、麝香、冰片、珍珠、蟾酥、牛黄、朱砂、牛胆、熊胆、蛇胆、猪胆、川芎、青鱼胆、藕片、红花、小蓟、大蓟、白茅根、夏枯草、牡丹皮、丁香等组成。一般捣碎后用开水冲服，1 次 0.5 克，1 日 2 次，小儿酌减。外用，取适量，加水磨浓汁涂患处；可消炎解毒，活血止痛，凉血止血，消肿软坚，防腐收敛；适用于吐血、咳血、鼻衄、便血、赤白痢下，以及痈疽疮疡、无名肿毒、顽癣、皮炎、湿疹等。

刘恒与汤药

刘恒，即汉文帝，"二十四孝"故事中的"亲尝汤药"说的就是刘恒为母尝药的故事。

刘恒即帝位后侍奉母亲从不懈怠，经常嘘寒问暖。母亲身体有恙，一病就是三年，文帝常常目不交睫、衣不解带，亲自照顾。给母亲服用的汤药，他要是没有亲口尝过，就不让母亲服用。后来文帝与其子汉景帝共创"文景之治"，使百姓安居乐业，府库钱粮充足。

除汤剂外，目前较为常用的中药剂型还有丸剂、片剂、冲剂、膏剂、酒剂、糖浆剂和注射剂等。不同的中药剂型具有不同的作用特点，患者倘若能根据自身的病情合理选用，则可获得较为理想的治疗效果。

汤剂　汤剂也叫汤药，即中药煎煮去渣以后的汤液。汤剂的组成十分灵活，可以根据病情变化随症加减。汤剂在胃肠道内的吸收比较快，因此不仅应用广泛，而且效果较好，其最大的缺点是服用量较大，且携带不方便。

丸剂　丸剂又称丸药，由中药研细粉后加入赋形剂制成，主要分蜜丸和水丸两种。丸药在胃肠道内的吸收比较缓慢，因此作用也比较缓和，故常有"丸则缓也"之说，但其药力维持的时间比较久，所以大都适用于一些慢性疾病的治疗。根据黏合剂的不同，丸剂又分为蜜丸、水蜜丸、水丸、浓缩丸、糊丸、蜡丸、微丸等。

片剂　片剂由中药粉与赋形剂混合后压制而成，有的外表包有一层糖衣。片剂的药物含量比较准确，服用也比较方便，急性病和慢性疾病患者都可以服用。

胶囊剂　胶囊剂由中药粉灌装而成。胶囊剂的药物含量比较准确，服用也比较方便，急性病和慢性病患者都可以服用。胶囊剂又分硬胶囊剂和软胶囊剂。

冲剂　冲剂是中药煎液经浓缩后加糖及糊精制成的干燥颗粒，用开水冲泡即能溶解成药液，吸收较快，多用于急性病的治疗，尤其适用于不愿服药的儿童。

散剂　散剂是一种或多种药材混合制成的粉末状制剂，分内服散剂和外用散剂，是我国古代剂型之一。散剂治疗范围广，药效发挥迅速，且具有制作方便、携带方便、节省药材等优点。

颗粒剂　颗粒剂是药材提取物与适宜的辅料或药材细粉制成的颗粒状制剂，是在汤剂、散剂和糖浆剂的基础上发展起来的新剂型。颗粒剂有颗粒状和块状两种，分可溶型、混悬型、泡腾型和含糖型、无糖型等不同类型。颗粒剂体积小，重量轻，口感好，作用迅速，多用于补益、止咳、清热药物。

中药颗粒剂　中药颗粒剂，又称中药配方颗粒，是单味中药饮片经提取浓缩制成的、供中医临床配方运用的颗粒。中药颗粒剂保持了传统中药饮片的全部特征，既能保证辨证论治、灵活加减的传统中药特点，优于中成药，又免去了煎煮工序，同时还可进行单味颗粒冲服，卫生有效。

锭剂　锭剂是药材细粉与适量黏合剂制成规定形状的固体制剂，可供内服或外用，内服作用与糊丸接近，外用时多用水或醋磨汁后涂敷患处。

胶剂　胶剂是将动物的皮、骨、甲、角等用水煎取胶质后，经浓缩凝固而成的固体内服制剂。胶剂富含蛋白质、氨基酸等

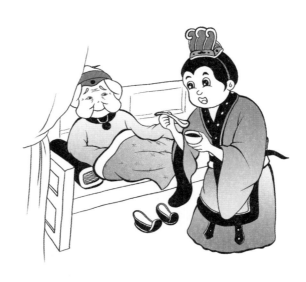

营养成分，有补益作用，适用于老年人、久病未愈者或身体虚弱者，可单服，也可制成丸散或加入汤剂中使用。

丹剂　丹剂是水银、硝石、雄黄等矿物药经过炼制、升华、融合等技术处理制成的无机化合物，如红升丹、白降丹等，为传统剂型，大多含水银成分，外用具有消肿生肌、消炎解毒的作用。

糖浆剂（包括口服液）　糖浆剂是由药物与糖类制成的水溶液（口服液为澄清透明状），多用于治疗呼吸道疾病。这类剂型服用方便，尤其适用于儿童和怕吃药的患者。由于糖浆剂中含糖量较高，糖尿病患者不宜服用。

合剂　合剂是将药材用水或其他溶剂采用适宜方法提取，经浓缩制成的内服液体制剂。单剂量包装的合剂又称口服液。合剂既能保持汤剂的特点，又能避免汤剂临时煎煮的麻烦，便于携带、储存和服用。口服液的浓度更高，常加入矫味剂，因此用量小，口感好，作用快，质量稳定，携带方便，易保存。

酒剂　酒剂又称药酒，是将药物放入酒中浸泡后制成。酒不仅是一种良好的溶剂，而且具有通经活络的功效，所以风湿疼痛、跌打损伤等疾病常用药酒。药酒不但可以内服，同时也可以外搽，因此用途甚广。

酊剂　酊剂是药物用规定浓度的乙醇浸出或溶解制成的澄清液体制剂，也可用流浸膏稀释制成，分内服和外用两种。酊剂制备不需要加热，成分较纯净，有效成分含量高，剂量准确，吸收迅速，适宜于制备含有挥发性成分或不耐热成分的制剂。

露剂　露剂是含芳香挥发性成分的中药材经水蒸气蒸馏制得的饱和或近饱和的澄明水溶液制剂，是传统剂型之一。露剂保存了药材固有的香味，多供内服，具有解表清暑、清热解毒的功效。

气雾剂和喷雾剂　气雾剂是将药物和抛射剂一同装封于带有阀门的耐压容器中，使用时借助抛射剂的压力，定量或非定量地将内容物喷出的制剂。不含抛射剂，借助手动泵的压力将内容物以雾状等形式喷出的制剂为喷雾剂，又称气溶胶。气雾剂给药剂量小，起效迅速，稳定性强，副作用小。

煎膏剂（膏滋）　煎膏剂是将药材用水煎煮、去渣浓缩后，加炼蜜或糖制成的半固体制剂，又称膏滋，具有吸收快、浓度高、体积小、便于保存、可供较长时间服用的特点。煎膏剂有滋补调理的作用，适用于治疗慢性病。

膏药　膏药是根据药方，将药材通过食用植物油提取，再加红丹炼制而成的外用制剂，为中成药传统剂型。膏药有药量多、药效释放持久等特点，多用于跌打损伤、风湿痹痛、疮疡痈肿等疾病。

膜剂　膜剂是药物与成膜材料经加工制成的薄膜状制剂，为中成药现代新剂型。膜剂可经口服、舌下含服，或眼结膜囊、阴道内、体内植入，以及黏膜创伤、发炎表面覆盖等多种途径给药，给药剂量小，使用方便。

栓剂　栓剂是药材提取物或药粉与适宜基质制成的供腔道给药的固体制剂，是中成药的古老剂型，也称坐药或塞药。栓剂比口服剂吸收快，且吸收后不经肝脏而直接进入机体循环，生物利用度高。

滴丸　滴丸是药物以适宜基质用滴丸法制成的剂型。滴丸便于服用，在体内溶化快，奏效迅速。挥发性药物、不易成型的药物、速效药物均可制成滴丸。

注射剂　注射剂俗称针剂，为药物精制后的灭菌溶液，可用于肌肉注射或静脉滴注，药效发挥迅速，适用于急性病、危重病的抢救，如柴胡注射液用于退热，参附注射液用于休克，等等。针剂的缺点是使用不太方便，容易引起输液反应。

除上述剂型外，其他剂型还包括软膏剂、橡胶膏剂、油剂、滴眼剂、搽剂、浸膏剂、流浸膏剂、袋泡剂等。

蔡顺与桑葚

蔡顺，字君仲，东汉人，"拾葚供亲"说的是蔡顺孝亲的故事。

蔡顺幼年丧父，非常孝敬母亲。当时正值战乱，满地荒凉，食不果腹，蔡顺只得摘桑葚充饥，并用不同的器皿装盛。有一天，一群农民起义军问他为何用不同的器皿装桑葚，蔡顺回答说："熟透的黑色桑葚供老母食用，未熟的红色桑葚留给自己吃。"农民起义军见他孝顺，临走时送给他三斗白米、一只牛蹄，以示敬意。这个故事告诉我们要有尊亲、养亲、孝亲之心。

桑葚　为桑科植物桑树的成熟果实。每年4~6月，桑葚呈红紫色时采收，晒干备用。成熟的桑葚质油润，入食以个大肉厚、紫红色、糖性足者为佳。中医认为，桑葚性味甘而微寒，有滋阴补血、润肠通便之功，为中医常用的滋补强壮药。中医古籍文献记载本品捣汁饮，解酒中毒，酿酒服，利水气，消肿；利五脏、关节，通血气；益肾脏而固精，久服黑发明目；滋肝肾，充血液，祛风湿，健步履，息虚风，清虚火。煮粥服食，香甜润口，增强食欲，有良好的滋补强壮作用。研究表明，桑葚含糖、鞣酸、苹果酸、维生素、胡萝卜素等，能补充胃液的不足，增强胃肠的消化吸收能力，并能使胃肠道消化液分泌增多，从而帮助消化，促进排便。习惯性便秘、产后便秘及老人血虚便秘者，服食尤宜。煮制桑葚时以砂锅为宜，忌用铁锅，选用桑葚以紫黑者为佳。桑葚色紫者为佳，红者次之，青者不可用；平素大便稀溏或泄泻者不宜服食。

牛肉　为牛科动物黄牛或水牛的肉。中医认为，牛肉性味甘、平，入脾、胃经，有补脾胃、益气血、强筋骨之功，适用于虚损羸瘦、消渴、痞积、水肿、小便不利、腰膝酸软、纳差食少等。中医古籍文献记载本品主消渴，止腹泻，安中益气，养脾胃；消水肿，除湿气，补虚，令人强筋骨，壮健；其味甘，专补脾土，脾胃者，后天之本也，补此则无不补矣。现常以适量牛肉加红枣同煎，用于手术后患者，可促进伤口愈合；用黄牛肉煮浓汁饮服，治疗溃疡性结肠炎疗效颇佳。

董永与槐

　　董永，汉代人，"二十四孝"故事中"卖身葬父"的主角。

　　董永家贫，其父病逝后，董永卖身为奴，为换取钱财以安葬父亲。在途中他遇到一个女子，请求嫁给董永为妻。于是二人一起到了主人家，主人要他们织出三百匹锦缎，方能还债回家。董永夫妻用一个月的时间就完成了工作。在回家途中，二人来到初会的地方（地名槐荫），女子告诉董永自己是天帝的

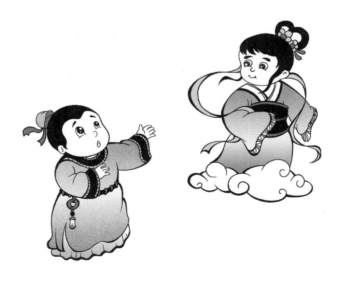

女儿，奉父命帮助孝子还债，说毕辞别董永，凌空而去，槐荫也因此被后人改名为孝感（今湖北省孝感市）。

这个故事告诫人们要讲孝道，尊老敬老。槐为豆科植物，可谓一身是药。

槐米 为槐花未开的花蕾。夏季采收槐米，干燥即成。中医认为，槐米性味苦、微寒，入肝、胃、大肠经，有凉血止血、清肝泻火之功，适用于便血、痔血、血痢、崩漏、吐血、衄血、肝热目赤、头痛眩晕等。北京四大名医之一施今墨老先生生前喜欢将槐米与黄芩同用，治疗高血压疗效甚佳。

槐花 为槐树的花朵。中医认为，槐花性味苦、微寒，入肝、大肠经，有凉血止血之功。本品性凉而味苦，能清泄血分之热，因而适用于各种血热出血；本品药性沉降，故尤善治下部便血、尿血；本品炒炭后，止血作用更为明显。

丁兰与刺血疗法

丁兰，汉代人，"二十四孝"故事之"刻木事亲"的主角。

丁兰自幼父母双亡，没有机会奉养行孝。因经常思念父母的养育之恩，丁兰用木头刻成双亲的雕像，对待雕像如同父母一样，每日毕恭毕敬，从不懈怠。他的妻子日久生烦，对待木像便不大恭敬了，还用针偷偷地刺木像的手指，而木像的手指居然有鲜血流出。丁兰查问妻子，得知实情，就将妻子休弃了。这个故事让人联想到中医的刺血疗法。

刺血疗法　是在中医辨证施治原则指导下，通过放血祛除邪气的治疗方法，适用于"病在血络"的各类疾病。

刺血方法包括点刺法、散刺法、叩刺法、挑刺法、割点法、针罐法、火针法等，常规消毒后进行，手法轻、浅、快、准，深度以 0.1~0.2 寸为宜，一般出血量以数滴至数毫升为宜。临床应用时，应根据患者的病情、体质、刺血部位和某些特殊情况灵活掌握，以防发生意外。

淳于意与芫花

淳于意，姓淳于，名意，西汉医家。《史记》记载了他的25例医案，这些医案是中国现存最早的病史记录。

当时临淄有一个叫簿吾的女孩子病得很厉害，看了许多医生，他们都认为她得的是寒热病，没法治。家人急得没办法，听说淳于意医术不同寻常，于是请他来看看。淳于意见女孩肚子鼓得很大，肚皮黄而发硬，用手轻按，女孩连连呻吟，痛苦异常。淳于意诊断其为"蛲瘕"病，意思是说蛲虫在病人肚子里结成了团块（类似现代医学的寄生虫性肠梗阻），导致病人肚腹胀大。于是他让家属取来一撮芫花，煎水让女孩饮服，结果女孩拉出的虫子多达几升。经过一段时间的调理，女孩完全康复。

芫花　为瑞香科植物芫花的干燥花蕾，春季花未开放前采摘、晒干，生用或醋制用。中医认为，本品性味苦、辛而温，有毒，归肺、脾、肾经，有泻水逐饮、祛痰止咳、杀虫疗疮之功，适用于胸胁停饮所致之喘咳、胸胁引痛、心下痞硬及水肿、臌胀、咳嗽痰喘、头疮、白秃、顽癣、痈肿等。

张良与饴糖

张良，字子房，秦末汉初杰出的谋士、大臣，与韩信、萧何并称为"汉初三杰"。

相传楚汉相争之际，刘邦的谋士张良用饴糖作为诱饵，使蚂蚁闻糖而聚，组成了"霸王自刎乌江"6个大字。霸王见此，以为是天意，吓得失魂落魄，仰天长叹："天之亡我，我何渡为？"于是挥剑自刎。汉家天下由蚂蚁助成的故事从此流传开来。蚂蚁嗜甜，张良正是利用蚂蚁的这一习性，打击刚愎自用的霸王，可谓一招儿定江山。

饴糖　系以糯米或大米磨粉煮熟，加入麦芽，微火煎熬而成，以色浅黄、质黏稠、味甘无杂味者为上品。

中医认为，饴糖性味甘而微温，入脾、胃、肺经，有补虚健中、缓急止痛、润肺止咳之功。中医古籍文献记载本品补虚冷，益气力，止肠鸣，消痰，润肺止嗽，健脾胃，补中。本品对劳倦伤脾、中气虚乏、里急腹痛、肺虚咳嗽、干咳无痰等卓有效验。糖尿病者不宜选用。

刘彻与石菖蒲

汉武帝刘彻，是汉景帝刘启之子，中国历史上著名的皇帝。

古代传说记载：有一次汉武帝刘彻上嵩山，至山顶，忽然看见一人，耳长垂肩，气宇不凡。汉武帝急忙屈万驾之尊，上前施礼并问道："仙者是何方人士，怎么会来到这里？"

老者回答说："我是九嶷山中人也，听说中岳（嵩山）山顶的石头上生有一种草叫石菖蒲。此草一寸九节，吃了它可以长生不老，所以特地到这儿来采集它。"说完之后，老者突然不见了。

汉武帝恍然大悟，对左右侍臣说："这个老者并不是自己想采食菖蒲，而是特意来告诉朕的。"

这段记载虽系传说，但石菖蒲确为一味良药。

石菖蒲　为天南星科植物石菖蒲的根茎，生用或鲜用。中医古籍文献载：菖蒲，今处处有之，而池州、戎州者佳。春生青叶，长一二尺许，其叶中心有脊状，如剑，无花实，五月、十二月采根，阴干。今以五月五日收之。其根盘屈有节，状如马鞭大，一根傍引三四根，傍根节尤密，一寸九节者佳，故又名九节菖蒲。

中医认为，本品性味辛、温，入心、胃经，有化湿和胃、开窍宁神之功，适用于湿阻脾胃、脘腹胀满、纳差食少及湿蒙清窍所致之神志错乱、健忘耳鸣等。本品芳香开窍，宁心安神，兼有化湿祛痰和辟秽之效。

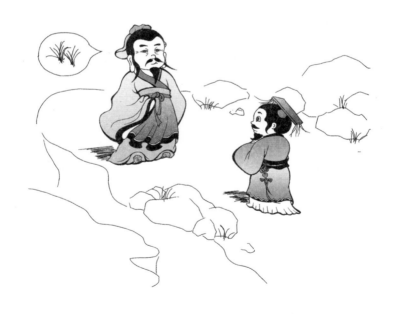

刘彻与白术

相传有一次，汉武帝刘彻外出巡视，遇见一位老汉在田间干农活。老汉头上放射出白色光芒。汉武帝好奇地询问老汉养生之法，老汉回答说："我85岁时，就已经发白齿落，后来有一个道士教我绝谷（不吃食物）的方法，只吃白术兼饮水。没有多少日子我就返老还童，长出乌黑的头发，生出了新牙，能日行千里。如今我已经180岁。"汉武帝感谢老汉传授长生秘方，赐以金帛等物。

白术　为菊科植物白术的根茎，为中医临床常用的健脾药。中医认为，白术性味甘、温，入脾、胃经，有补气健脾、燥湿利水、固表止汗、益气安胎之功。中医古籍文献记载本品主治风寒湿痹，死肌痉疸，止汗除热，消食；生用除湿益燥，消痰利水，治风寒湿痹，散腰脐间血；制用则和中益气，止渴生津，止汗除热，安胎。同大米煮粥服食，更增其补益健脾之力。凡脾胃亏虚、纳差食少、水肿胀满、表虚自汗、脾虚所致胎动不安者，皆可选用。术有苍术、白术之分，选用时应予注意。一般补脾健胃多用炒白术，健脾止泻常用焦白术，燥湿利水和固表止汗常用生白术。

王昭君与昭君眉豆

王昭君，名嫱，汉元帝时期宫女，有出塞的故事千古流传。

昭君眉豆是湖北省宜昌市兴山县昭君镇的特产，眉豆即扁豆，其成熟时，豆荚荚果颜色变白并附有鲜艳的红色花纹，且豆荚形状似弯弯的眉毛，如昭君般美丽。为了纪念王昭君，当地人将这种豆命名为昭君眉豆。昭君眉豆口感甚佳，既可鲜食又可干制，易储存，是炖肉、煲汤的佳品，有"豆中之王"的美称。

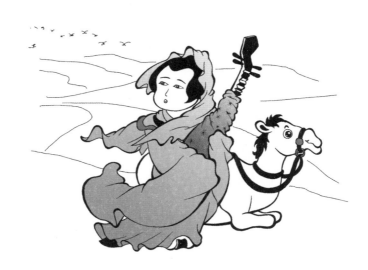

白扁豆　为豆科植物扁豆的种子，我国各地均有栽培，在秋季豆熟时采收、晒干，生用或炒用。中医认为，白扁豆性味甘、平，入脾、胃经，有健脾和中、化湿消暑之功，适用于中暑发热、暑湿泻泄、脾虚乏力、食少便溏、肢肿带下等。中医古籍文献记载本品止泻止痢，消暑，暖脾胃，除湿热，止消渴；其味甘平而不甜，气清香而不窜，性温和而色微黄，与脾性最和；生用清暑养胃，炒用健脾止泻；治脾胃虚弱、反胃吐冷、久泻不止、食积痞块、小儿疳积；主行风气及女子带下，兼杀酒毒，亦解河豚毒。本品含有毒蛋白、凝集素和能引发溶血症的皂素，煮熟以后才能食用，生食可导致食物中毒。

淳于衍与附子

淳于衍，字少夫，汉宣帝时期的宫廷女医，是我国有记载的最早的专职妇产科医生。

据史料记载，汉宣帝时期，大将军霍光的妻子想让自己的女儿做皇后，于是想方设法谋害当时的皇后许氏。许氏分娩不久，霍光的妻子就收买御医淳于衍，伺机谋害许氏。淳于衍暗中将捣好的中药附子带进宫中，偷偷掺在许皇后服用的药丸内。许皇后服完药不久，即感到全身不适，很快死亡。

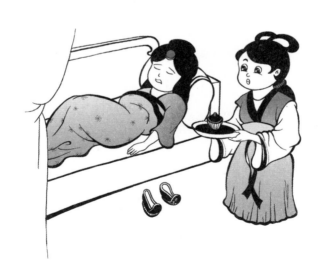

附子　又名附片、熟附片、川附片等，为毛茛科植物乌头子根的加工品，依其加工工艺的不同可分为黑附片、白附片、盐附片。附子入药，始载于《神农本草经》，因它附于乌头（母根）而生长，故名附子。中医认为，附子性味辛、甘而大热，有毒，入心、肾、脾经，有回阳救逆、温肾助阳、祛寒止痛之功。本品上助心阳以通脉，下补肾阳以益火，是温里回阳、散寒止痛要药。中医古籍文献记载本品治三阴伤寒、阴毒寒疝、中寒中风、痰厥气厥；温暖脾胃，除脾湿肾寒，补下焦之阳虚。

药理研究表明，附子、乌头含乌头碱，有剧毒。经炮制及煎煮后，乌头碱被破坏，其毒性降低，但治疗作用并不减弱，加生姜、蜂蜜同用，既可助乌头温中健脾，又可解毒，缓和药性，防止乌头辛烈太过，从而更好地发挥治疗作用。

需要注意的是，服用乌头中毒时，先表现为唇舌发麻、恶心、手足发麻，继而出现心慌、面白肢冷、胸闷烦躁、痛觉减退、血压下降、吞咽困难、言语障碍、呼吸不畅、抽搐等症状，很快导致中毒者死亡，故使用时一定要注意。孕妇、实热证不宜选用，不宜与法半夏、瓜蒌、白及、白蔹、贝母同用。

姜诗与鲤鱼

姜诗，"二十四孝"故事之"涌泉跃鲤"的主角。

姜诗对母亲非常孝顺，后娶妻庞氏，夫妻对母亲的照顾更加周到。老人喜欢喝江水，庞氏每天取江水奉养。老人爱吃鱼，夫妻二人就经常做鱼给她吃，老人还经常请来邻居一起享用。一次因天气恶劣，庞氏取水回来迟了，姜诗怀疑她怠慢母亲，便将她逐出家门。庞氏出门后寄居于邻居家，昼夜辛勤纺纱织布，换回银两，买好吃食，托邻居送回家中孝敬婆婆。姜母知道后令姜诗将其妻请回家。庞氏回家这天，院子里忽然涌出泉水，味道如同江水一样，每天还有两条鲤鱼从水中跃出，庞氏便用这些供奉婆婆。

故事中水如泉涌、日出两鲤等情节虽然荒诞，却体现了中华民族的孝道传统。满足老人的一些要求或爱好，也是尽孝的一种表现。

涌泉穴　为人体足底穴位，位于足前部凹陷处，第2、3趾趾缝纹头端与足跟连线的前1/3处，为肾经的首穴。《黄帝内经》云，肾出于涌泉，涌泉者足心也。肾经之气犹如泉水，来源于足下，涌出而灌溉周身与四肢。

俗话说：若要老人安，涌泉常温暖。临床研究表明，每日坚持推搓涌泉穴，可使老人精力旺盛，免疫力增强，防治老年性哮喘、腰腿酸软无力、失眠多梦、神经衰弱、头晕头痛、高血压、耳聋耳鸣、大便秘结等 50 余种疾病。如北京四大名医之一的施今墨先生，每晚用花椒水洗脚后，常用左手心按摩右足心、用右手心按摩左足心各 100 次。施老称此为"足心上的健身术"，认为其可引热下行，壮体强身。

浴涌泉法即足浴，可鼓舞气血，疏通经络，安和五脏，温浸双足，使药性直达足之三阴三阳，旁通手之三阴三阳，贯穿全身十四经脉。足之三阴三阳经脉与脾、胃和肝、肾有直接联系，肾与脾是人体先天与后天之本，运用浴涌泉法可以增强脏腑功能，有益身心健康。足浴时毛孔开放，血液循环加强，有利于药物吸收，发挥治疗效能，起到促进气血运行、畅通经络的作用，使局部乃至全身症状减轻或消失。冬季运用浴涌泉法还能助阳生热，温暖肢体，抵御寒邪，并可预防冻疮。临床观察发现，老年人浴涌泉后，睡眠安稳，食欲增加，头晕肢麻等症状也随之消失。中医古籍文献记载：于正月一日、二月二日、三月三日至十二月十二日，皆用枸杞叶适量，水煎取汁浸足涌泉，并沐浴全身，可光泽不老，祛疾健身，百病不生。此法为历代养生家延年益寿之秘法。现介绍几则浴涌泉方，供选用。

◆ 桂枝艾椒汤：桂枝20克，川椒、红花、艾叶各10克。上药择净，放入药罐中，加水800~1000毫升，煎取400~600毫升，去渣取汁备用。每晚临睡前注入温水约1000毫升于盆内，兑入药汁100~200毫升。将双足浸入水中，水温下降后可继续加热水，直至踝关节以上，至双足温暖、皮肤发红为止。每晚1次，每剂药可用3天，冬季可连浸1~2个月。

◆ 麻黄二活汤：桂枝20克，麻黄、羌活、独活各15克，红花、细辛、艾叶各10克。上药择净，放入药罐中，加水适量，并浸泡5~10分钟，将药煮沸后倒入浴盆中，兑入温水适量，将双足浸入，待水温下降后，再适当兑入热水，边洗边搓，直至水加至踝关节以上，至双足温暖、皮肤发红为止。每晚1次，每剂药可用3天，冬季可连用1~2个月。

◆ 强身祛病足浴方：生姜片100克，花椒100克，绿茶50克，米醋250克。上药择净，放入药罐中，加清水适量，浸泡5~10分钟，将药煮沸后倒入浴盆中，兑入温水适量，将双足浸入，待水温下降后，再适当兑入热水，边洗边搓，直至水加至踝关节以上，至双足温暖、皮肤发红为止。每晚1次，每剂药可用3天，冬季可连用1~2个月。

鲤鱼 为鲤科动物，以其外观色黄而有金属之泽著称。

中医认为，鲤鱼性味甘、平，归脾、胃、肾经，有补益脾胃、利水消肿、养血通乳之功。中医古籍文献记载本品乃阴中之阳物，其功长于利小便；主安胎，胎动、怀妊身肿，为汤食之；脾胃虚弱、食欲不振、脾虚水肿、小便不利、咳嗽气促、妊娠水肿、胎动不安、产后气血亏虚、乳汁分泌不足等症状，皆可应用本品。鲤鱼肉中含有大量牛磺酸，具有增强人体免疫力的作用，也是促进婴幼儿视力和大脑发育的重要营养成分；此外，其还能维持人体正常血压，防止动脉硬化，增强肝功能。

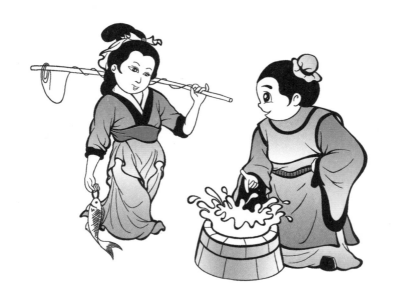

陆绩与橘

陆绩，字公纪，东汉末年大臣，"二十四孝"故事之"怀橘遗亲"的主角。

陆绩6岁那年，随父到九江拜见袁术。袁术摆出橘子招待他，陆绩偷偷在怀里藏了两个橘子。临走时，陆绩弯腰告辞，橘子滚落到地上。袁术开玩笑地说："小陆郎来做客，还私藏主人的橘子吗？"陆绩跪下回答说："我母亲喜欢吃橘子，我想拿回去给母亲尝尝。"袁术见他小小年纪就懂得孝顺，十分惊奇。

母爱是天性，爱母也是天性。在孩子年幼时，做家长的要教育孩子孝顺父母。

橘子　为芸香科柑橘属植物的果实。中医认为，橘子性味甘、酸而凉，归肺、胃经，有理气和中、生津止渴、化痰止咳之功，适用于脾胃气滞、胸腹满闷、呕逆食少、口中干渴、咳嗽痰多等。中医古籍文献记载本品止消渴，开胃，除胸中膈气；止呕下气，利水道。

张仲景与茅根

　　相传东汉时期，洛阳一带连年荒旱，瘟疫流行，医圣张仲景来到洛阳行医。一个寒冷的冬日，有个名叫李生的穷苦孩子找上门来，恳求张仲景为他开一剂治穷药方，帮他转穷为富。张仲景沉思良久，写下一个药方：白茅根，洗净晒干，塞满房屋。李生回家后，依照药方，把自己住的破屋全部堆满了白茅根。第二年春季，瘟疫蔓延，许多富豪之家都争先恐后地请张仲景看病，而他开的每张药方里都用了大量的白茅根。其他医生见张医圣如此用药，也都暗中效仿。时间不长，白茅根便成了奇缺的珍贵药材，药铺都已断货，张仲景就介绍人们到李生那里去购买。瘟疫过后，李生靠卖白茅根挣了不少钱，慢慢地过上了好日子。

　　白茅根　为禾本科植物白茅的根茎。中医认为，白茅根性味甘、寒，入肺、胃、膀胱经，有凉血止血、清热利尿、泄肺和胃之功。本品性寒，既能清热而凉血，又能下行而渗泄，治尿血可收两者兼顾之效。中医古籍文献记载本品主吐衄诸血、伤寒哕逆、肺热喘急、水肿、黄疸，解酒毒。

关羽与乌头

关羽，字云长，三国时蜀汉名将，为刘备麾下的"五虎上将"之首。

《三国演义》第二十九回"小霸王怒斩于吉，碧眼儿坐领江东"中写道，孙策面颊中箭，华佗的徒弟看诊后说："箭头有药，毒已入骨。"在第七十五回"关云长刮骨疗毒，吕子明白衣渡江"中，关羽领兵攻打樊城，魏将曹仁在城楼上见关羽身上只披掩心甲，斜袒着绿袍，乃急招五百弓弩手，一齐放箭。

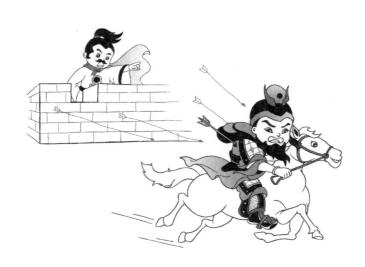

关羽急忙勒马，右臂上已中一箭，被关平救归寨中，拔出臂箭。原来箭头有毒药，毒已入骨，右臂青肿，不能运动。箭头上到底是什么毒药呢？幸有名医华佗因闻关羽中毒箭，特来医治。华佗看了关羽的右臂后说："此乃弩箭所伤，其中有乌头之药，直透入骨，若不早治，此臂无用矣。"第九十回"驱巨兽六破蛮兵，烧藤甲七擒孟获"载：洞中之人，多习弓弩，一弩齐发十矢，箭头上皆用毒药；但有中箭者，皮肉皆烂，见五脏而死。原来毒箭系用中药乌头浸制而成。

乌头　为毛茛科植物乌头的块根，生用有毒，入药必须制用。乌头有川乌、草乌之分。中医认为，乌头性味辛、苦而热，入心、肝、脾经，有温经止痛、祛风除湿之功。本品能温经络，并以逐风邪、除寒湿见长，又具有麻醉止痛作用，常用于阴寒内盛所致之心腹剧痛、疝痛，以及风寒湿痹、肢体疼痛、关节冷痛、头痛等。中医古籍文献记载本品除寒湿痹、咳逆上气，破积聚寒热；消膈上冷痰、心腹冷疾、脐间痛、肩胛痛、目中痛，又堕胎。药理研究表明，乌头含乌头碱，有剧毒。经炮制及煎煮后，乌头碱被破坏，其毒性降低，但治疗作用并不减弱。加生姜、蜂蜜同用，既可助乌头温中健脾，又可解毒，缓和药性，防止乌头辛烈太过，从而更好地发挥治疗作用。

庞统与大蓟

庞统，字士元，号凤雏，东汉末年刘备手下的重要谋士，与诸葛亮同拜为军师中郎将。

庞统在一次战斗中身中数箭，血流如注。士兵中有知医识药者，忙从道旁扯来一把草药，揉搓后敷在他的伤口上，很快便止住了血。这种草药枝枝直立，高逾尺许，开着紫红色的小花，名为"大蓟"。

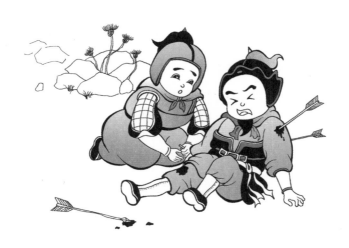

大蓟　为菊科植物蓟的地上部分或根。中医认为，本品性味甘、苦而凉，入心、肝经，有凉血止血、解毒消痈之功，适用于血热妄行所致之各种出血，如咯血、衄血、崩漏、尿血及痈肿疮毒等。中医古籍文献记载本品消瘀生新，止吐血、鼻血，治小便尿血、妇人红崩下血。

小蓟　为菊科植物刺儿菜的地上部分或根。中医认为，小蓟性味甘、凉，入心、肝经，有凉血止血、散瘀消痈之功，适用于血热妄行所致之各种出血，如咯血、衄血、崩漏、尿血及痈肿疮毒等。中医古籍文献记载本品生捣根绞汁饮，止吐血、衄血、下血。药理研究表明，本品浸剂可缩短出血时间，但炒炭后止血作用减弱。

大蓟、小蓟功用相似，均有凉血止血、解毒消痈之功，适用于血热妄行所致之各种出血、痈肿疮毒等。但大蓟兼能破血散瘀，且消痈力强。小蓟消痈力缓，但有利湿之功，故尤善治尿血。中医古籍文献记载大蓟散力较优，消痈则功能较胜，小蓟功专破血通淋；大、小蓟叶虽相似，功力有殊。

曹操与《龟虽寿》

曹操，字孟德，东汉末年杰出的政治家、军事家、文学家。

《龟虽寿》是曹操创作的脍炙人口的言志诗。诗中不仅展现了曹操垂暮之年那种积极进取、壮志不衰的雄风和豪迈超脱的胸襟，也集中体现了他的养生学思想。

历史上的帝王虽贵为"天子"，但面对死亡都十分害怕。秦皇、汉武、唐宗、宋祖等君主都曾做过"不死梦"，迷恋着长生不老，由此而流传下不少轶闻，而曹操却能够客观冷静地面对人生。"神龟虽寿，犹有竟时；腾蛇乘雾，终为土灰"，这两句诗体现了他对于死的豁达精神。连龟和蛇一类的"灵物"尚且有生命的极限，更何况人呢？有生必有灭，这是自然界的平衡之道，因此曹操对生与死持乐观态度。从"盈缩之期，不但在天；养怡之福，可得永年"中则可看出他的养生观。人的寿命并不仅仅取决于先天的禀赋和素质，更重要的是依靠后天的积极锻炼和保养。他认为只要遵行恰当的养生之道，人就可以活到高龄。

曹操生活在中国历史上政局动荡不安、烽烟四起、战乱频仍的时代，他饱经离乱忧患，日夜操劳军国大事，一生在东征西战的戎马生涯中度过。但曹操竟然活了六十多个春秋，这在"人年五十，不称夭寿"的汉代堪称高龄了，这显然与他的养生之道分不开。曹操既有政治家的胸襟，又有文学家的情怀，他热爱祖国的大好山河，常在繁忙的公务之暇吟诗作赋，以倾吐心头的慷慨激情。曹操不像其他帝王那样奢侈，沉湎于锦衣玉食。他临终前的遗令也没有一丝狂傲，且叮嘱不要厚葬。这在中国历代帝王将相之中，实在是屈指可数。

"盈缩之期，不但在天；养怡之福，可得永年"，这是一曲传递养生之道的千古绝唱，也是曹操留给后人的启迪。

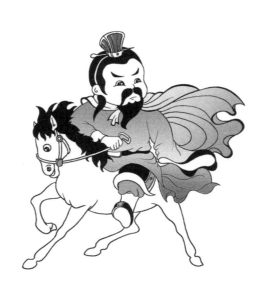

孟宗与竹笋

　　孟宗，三国时期吴国大臣，"二十四孝"故事中的"哭竹生笋"说的便是他为母求笋的故事。孟宗少年时丧父。母亲年老病重，胃口不好，冬天里想喝鲜竹笋汤。冬天无竹笋生长，孟宗无计可施，只好跑到竹林里，抱住竹子大哭。他的孝心感动了上苍，忽然地面裂开了，地上长出几根嫩笋。孟宗赶紧采下竹笋，回家烹制竹笋汤给母亲喝。母亲喝完汤后，病居然痊愈了。《红楼梦》第七十五回"开夜宴异兆发悲音，赏中秋新词得佳谶"中提到过"鸡髓笋"，它是贾赦孝敬贾母的饭菜，由鸡骨髓加竹笋制成，可见竹笋很适合老年人食用。

　　竹笋　为禾本科植物毛竹的苗，长江流域及南方各省普遍栽培，冬季生长者名冬笋，春季生长者名春笋，嫩小者常被加工为玉兰片。中医认为，竹笋性味甘、寒，入肺、胃经，有清热化痰、消食和胃、解毒透疹、和中润肠之功。中医古籍文献记载本品主治消渴，利水道；利九窍，通血脉，化痰涎，消食胀。

　　竹笋虽甘美，然滑利大肠，无益于脾。故脾胃虚弱、大便溏薄者不宜选用。

王祥与冰凌

王祥，魏晋时期大臣，为"二十四孝"故事中"卧冰求鲤"的主人翁。

王祥生母早丧，继母对他不好，经常在其父面前说坏话污蔑他。继母某日想吃新鲜的活鲤鱼，当时正值三九时节，天寒地冻，冰封河面，王祥却以德报怨，解开衣服，趴在冰面上寻找鲤鱼。这时冰面忽然融化，两条鲤鱼跳了出来，王祥把鱼拿回家奉养继母。

冰　又名冰凌，为水凝成的无色透明的固体。中医认为，本品性味甘、大寒，无毒，入肺、肝、脾经，有退热消暑、解渴除烦之功，适用于外感发热、热病昏迷、中暑烦渴、酒醉神昏等。中医古籍文献记载本品解烦渴，消暑毒。

在中药大家族中，有许多以"冰"命名的中药，介绍如下。

冰片　又名片脑、艾片、龙脑香、梅花冰片、冰片脑、梅冰等，现多用松节油、樟脑等经化学方法合成，称机制冰片。冰片成品必须存放于阴凉处，密闭，研粉用。

中医认为，本品性味辛、苦而微寒，归心、脾、肺经，有开窍醒神、清热止痛之功，适用于热病神昏、痰热内闭、小儿惊风、目赤肿痛、喉痹口疮、疮疡肿痛、疮溃不敛、水火烫伤等。

薄荷冰　又名薄荷脑，由薄荷提制而得，目前亦能人工合成。本品外用可刺激皮肤黏膜，有止痒、消炎、止痛作用，临床用于疼痛、炎症及肿胀；也可内服而治疗头痛、鼻炎、咽炎和喉炎等。

冰七片　为中成药，由三七、冰片组成。口服，1次2片，1日3次。本品活血理气，开窍止痛，适用于气滞血瘀之胸痹，症见胸痛、胸闷、憋气等，以及冠心病见上述症状者。

冰硼散　为中成药，由冰片、硼砂、朱砂、玄明粉组成。吹敷患处，每次少量，每日数次。本品清热解毒，消肿止痛，适用于热毒蕴结所致之咽喉疼痛、牙龈肿痛、口舌生疮。

杨香打虎

杨香，女，"二十四孝"故事之"扼虎救父"的主人翁。

杨香十四岁时，随父亲到田间收庄稼，突然一只猛虎跑来，将其父亲扑倒并叼走。杨香虽手无寸铁，却毫不犹豫，立即扑到老虎跟前，扼住猛虎的脖子不放。双方僵持了一会儿，猛虎竟然放下杨父跑掉了，杨香的父亲得救。

杨香徒手搏虎，从虎口中救出了自己的父亲，其孝心和勇气令后人赞叹。

在中药大家族中，常用的铁药有铁粉、代赭石、禹余粮、磁石等。

铁粉 为钢铁飞炼而成的粉末；或系生铁打碎成粉，用水漂出的细粉。中医认为，本品性味咸、平，无毒，入肝、心经，有平肝、镇心之功，适用于惊痫、发狂、脚气冲心、疔疮。《开宝本草》言其安心神，坚骨髓，润肌肤。

代赭石 为三方晶系赤铁矿的矿石，打碎生用，或火煅醋淬后用。中医认为，本品性味苦、寒，入肝、心经，有平肝潜阳、降逆下气之功，适用于肝阳上亢所致之头痛、眩晕、嗳气、呃逆、呕吐、气喘等。本品苦寒质重，能清肝火，镇肝逆而平肝阳，为平肝降逆要药；本品重坠，还可降胃气而止呕，降肺气而平喘。

《医学衷中参西录》言本品能生血凉血，其质重坠，又镇逆气，降痰涎，止呕吐，通燥结，用之得当，能建奇效。治吐衄当以降胃为主，而降胃之药，实以赭石为最效。

禹余粮　为氢氧化物类矿物褐铁矿，主要含碱式氧化铁，主产于浙江、广东等地。全年可采，拣去杂石，洗净泥土，干燥，醋煅用。中医认为，本品性味甘、涩而平，入脾、胃、大肠经，有涩肠止血之功，适用于久泻久痢、妇人崩漏带下、痔漏等。

磁石　又名灵磁石，为尖晶石族磁铁矿的矿石。中医认为，本品性味咸、寒，入肝、心、肾经，有潜阳安神、明目聪耳、纳气平喘之功，适用于阴虚阳亢所致之烦躁不宁、心悸失眠、头晕头痛、听力下降及虚咳虚喘等。中医古籍文献记载本品色黑而入肾，故治肾家诸病，通耳明目。磁石是治疗耳鸣、耳聋的传统药物。研究表明，耳聋与铁代谢紊乱有关，补充铁剂可有效改善耳鸣、耳聋症状。磁铁石是含铁量很高的中药，可治疗听力障碍，对缺铁性贫血也有较好的治疗作用。

顾恺之与甘蔗

顾恺之，字长康，东晋时代著名的画家。

顾恺之多才多艺，但在生活上比较随意。有一次，一位朋友给他送来一捆甘蔗，这时他正在聚精会神地欣赏风景，竟然拿了一根甘蔗从末梢啃起来。朋友笑着问他味道如何，顾恺之这才回过神来。他灵机一动，举起甘蔗说："吃甘蔗大有讲究呢！要从甘蔗的末梢吃起。若一开始就吃最甜的那一段，越吃越不甜，吃到后来就倒胃口了。而从末梢部吃起，越吃越甜，越吃越有味道，这种吃法叫渐入佳境。"成语"渐入佳境"和"倒啖甘蔗"即源于这个故事。

甘蔗汁　为禾本科植物甘蔗的汁液，可入药，名蔗浆，《随息居饮食谱》言其为"天生复脉汤"。中医认为，甘蔗汁性味甘、寒，入肺、胃经，有清热润燥、生津止渴之功；适用于阴虚肺燥所致之咳嗽，胃阴不足所致之呕吐，热病及暑热伤阴所致之口干、口渴等。中医古籍文献记载本品清热和胃，润肠，解酒，杀蛔，化痰，充液；治瘴疟、暑痢，止热嗽、虚呕，利咽喉，强筋骨，息风，养血，大补脾阴。本品为脾之果，其浆甘寒，能解酒清肺。

甘蔗饴　为甘蔗的汁液浓煎而成。中医认为，本品性味甘、温，入肺、脾经，有养胃活血、止痛舒筋之功，适用于胃脘疼痛、消化不良、筋骨疼痛等。《随息居饮食谱》言其和中活血，止痛舒筋。

甘蔗汁和甘蔗饴，二者均有生津止渴之功，但前者甘寒，以清热生津为主，适用于热病津亏；后者甘温，以活血行气为主，适用于血瘀伴阴液不足者。

甘蔗味美，但食用应有度。

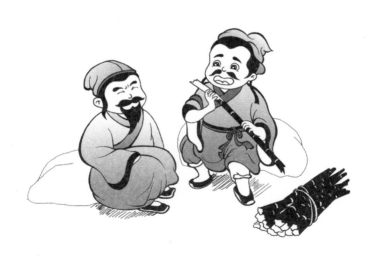

◆ 霉变的甘蔗不宜选用。食用霉变甘蔗容易中毒，系由寄生曲菌所产生的黄曲霉素所致。人体摄入黄曲霉素后，可引起神经、肌肉、血管、肾脏等组织的损害，出现神昏、谵语、抽搐和水电解质紊乱等症状，尤以儿童多见，预防的关键是防霉防毒，谨防病从口入。

◆ 吃甘蔗要防止蛔虫感染。研究表明，吃了不洁净的甘蔗，容易引起肠道蛔虫病及蛔虫性肺炎。因此，吃甘蔗一定要讲究卫生，注意清洗，削皮后再食用。

◆ 食用甘蔗勿过量。甘蔗含糖量高，过食易导致高渗性昏迷，表现为呕吐、头昏、烦躁不安、四肢麻木、神志不清等。因此，甘蔗虽然味美可口，解渴生津，但不要过量食用。

陈高祖与荷叶

陈高祖，即陈武帝，本名陈霸先，字兴国，南北朝时期陈朝的开国皇帝。

荷叶饭是广东人喜食的夏令食品，相传其来历与陈高祖有关。陈霸先在还没当上皇帝之前，曾率兵镇守京口重镇。北齐兵围城，京口城内军民缺粮。附近的老百姓听说后，就积极想办法支援陈军。当时正值夏季，荷叶满塘。老百姓便摘荷叶包饭，再夹上鸭肉、蔬菜等，偷偷送进京口城里，支援陈霸先。

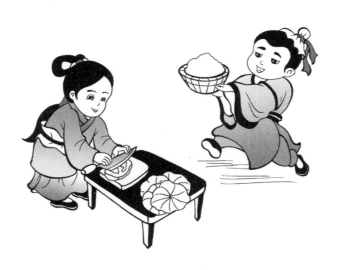

后来，陈霸先当了皇帝，还常常以荷叶饭为食。从此，荷叶饭便流传开来，成为传统佳肴。

荷叶　又称莲叶，为睡莲科植物莲的叶。中医认为，荷叶性味甘、寒，入脾、胃经，有清热解暑、降压降脂之功，适用于暑热烦渴、口干引饮、小便短黄、头目眩晕、高血压、高脂血症。中医古籍文献记载本品生发元气，散瘀血，消水肿；清凉解暑，止渴生津，开胃消食，止血固精。

荷叶入食，其味清香宜人，入药可理脾活血，祛暑解热，治疗暑天外感身痛及脾湿泄泻。《红楼梦》中写道，贾府上下，夏日来临时要饮"荷叶汤"以祛暑解热，防治暑病。《证治要诀》言莲叶服之，令人瘦劣，故脾胃亏虚、形体瘦削者不宜选用。

庾肩吾吃槐子明目乌发

庾肩吾，字子慎，南朝时期梁朝文学家、书法理论家。

庾肩吾常常吃槐子，年过七旬，头发依然乌黑，眼睛能看细字。中医古籍文献记载：十月采槐子，一次二十一颗，连皮吃下，可以除百病、长生通神。

槐角　又名槐子、槐豆、槐实，为豆科植物槐树的果实。秋后摘取成熟果实，拣净、晒干、生用。槐角性味苦、寒，归肝、胃、大肠经，有败毒抗癌、凉血止血、止痛消肿之功，适用于癌瘤积毒、痔疮出血、肛裂、睾丸肿痛等。以槐角为主的中成药有槐角丸、地榆槐角丸等。

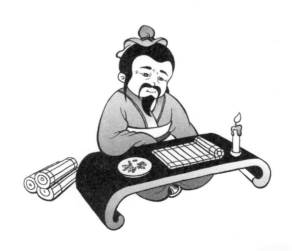

江淹食菱缓愁年

江淹，字文通，南朝政治家、文学家。

江淹出身贫寒，却审时度势，凭借过人的政治眼光和才华，历仕宋、齐、梁三朝。但长期沉浮宦海使江淹心身疲惫，故他在《采菱曲》中坦言："秋日心容与，涉水望碧莲。紫菱亦可采，试以缓愁年。"诗人以采菱、食菱之法试图缓解秋愁，而菱果确实具有润燥清心、解忧除烦的功效。

菱 又称菱实、菱角、水菱，为菱科植物菱的果肉。中医认为，菱性味甘、凉，入脾、胃经，有清热除烦、益气健脾之功。中医古籍文献记载本品解伤寒积热，止消渴，解酒毒；安中补五脏，不饥轻身。菱为上品药，食之养神强志，除百病，聪耳明目。秋日气候干燥，燥邪为患，食菱可生津润燥，清热除烦，有效缓解秋燥和秋愁。

本品的营养价值可与栗子媲美，故又有"水栗"的雅称。常食本品，除对老年人脾胃亏虚、食欲不振、肢软乏力等有治疗作用外，对胃癌、肺癌、食道癌、直肠癌、膀胱癌等，也有辅助治疗作用。一般清热生津多生用，益气健脾多熟用（或用菱实粉）。本品不宜多食，以免引起腹胀。另外，此物性凉，可清心除烦，平息男女欲火，令人败性。凡水中之果，此物最发冷气，损阳，使人玉茎消衰。故本品不宜久食，以免引起性功能减退，或导致阳痿、性欲低下。

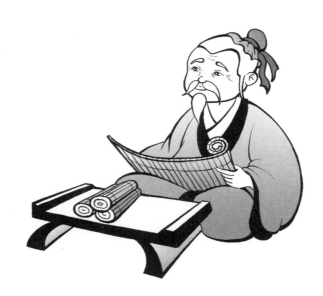

杜甫与春韭

杜甫，字子美，唐代伟大的现实主义诗人，有"诗圣"之称。

杜甫在《赠卫八处士》中写道：人生不相见，动如参与商。今夕复何夕，共此灯烛光。少壮能几时，鬓发各已苍……夜雨剪春韭，新炊间黄粱。主称会面难，一举累十觞。十觞亦不醉，感子故意长。明日隔山岳，世事两茫茫。

此诗作于诗人被贬之后。诗写偶遇少年故交的情景，抒发了人生聚散不定、世事渺茫的无限感慨。这里的"春韭"即韭菜。古人称初春早韭为筵席之珍、餐桌一束金，故有"初春早韭似黄金"之说。

韭菜　为百合科植物韭的叶。韭菜古称壮阳草、起阳草，顾名思义，其有补肾、壮阳、疗痿作用。中医认为，韭菜性味辛、温，入肝、脾、肾、胃经，有温补肾阳、固精止遗、行气活血、温中开胃之功。中医古籍文献记载韭菜粥能温中暖下，下气补虚，调和脏腑，令人能食，益阳，止泄白脓、腹疼痛。本品对肾阳不足引起的阳痿、早泄、遗精、遗尿，或小便频数清长、女子白带增多、腰膝冷痛等，均有治疗效果。韭菜有温暖脾胃的作用，故对脾胃虚寒、慢性泄泻、虚寒久痢、腹中冷痛、噎膈反胃等，也有积极的治疗作用。研究表明，韭菜中含有较多的纤维素，可增进胃肠蠕动，促进排便，因而对食欲不振、慢性便秘及老年人习惯性便秘也有较好的治疗作用。

韭菜子　又名韭子，为韭菜的种子。中医认为，本品性味辛、甘，入肝、脾、肾、胃经，有温补肾阳、固精止遗之功，主治梦中泄精和溺白，暖腰膝。

需要注意的是，韭菜宜趁鲜食用，炒熟隔夜者不宜食；阴虚内热、身有疮疡、平素脾胃积热、性功能亢进者不宜食用。

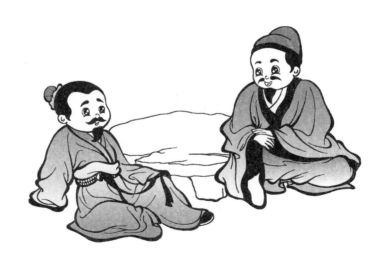

杜甫与苍耳

杜甫在《驱竖子摘苍耳》中写道："卷耳况疗风，童儿且时摘。"

这首诗记述了童仆采摘苍耳及食疗之事。苍耳又名卷耳、地葵、进贤菜，生于荒地及路旁，随处可见。唐朝人多摘新鲜苍耳，用作蔬食。"卷耳况疗风"指苍耳不但可供食用，而且可治风疾。杜甫患有风疾，故驱使童仆为其采摘苍耳，食用苍耳以胜湿止痛，治疗风疾。《诗经·国风·卷耳》篇中有"采采卷耳，不盈顷筐"之句，可见苍耳是一种古老的食物。但因苍耳全草有小毒，故后世多药用。

苍耳草　为菊科植物苍耳的地上部分。中医认为，苍耳草性味苦、辛而凉，有小毒，入肝、肺、脾经，有祛风散热、解毒杀虫之功，适用于头风头晕、湿痹拘挛、目赤目翳、疔疮毒肿、崩漏等。中医古籍文献记载本品主头风寒痛、风湿周痹、四肢挛痛，故杜甫用其治疗风疾，还是有来由的。

苍耳子　为菊科植物苍耳的果实，秋季采收，以粒大、饱满、色黄棕者为佳。中医认为，苍耳子性味辛、苦而温，有小毒，入肺经，有祛风通窍、胜湿止痛之功，适用于风寒表证所致之鼻寒流涕、不闻香臭、头痛鼻塞、风湿痹痛、四肢拘挛等。本品辛温疏散，尤善宣通鼻窍，为治鼻渊（鼻炎）之要药。本品有小毒，故不宜过量使用，一般用量为6~12克，最大量可用至20克。苍耳子中毒可导致恶心呕吐、腹痛腹泻等，应予注意。

苍耳花　为菊科植物苍耳的花或花蕾。中医认为，苍耳花性味辛、苦而凉，入心、大肠经，有杀虫疗癣、燥湿止痢之功，适用于湿疹、疮痈疥癣、湿热痢疾等。中医古籍文献记载本品主白癞顽痒，治白痢。

苍耳根　为菊科植物苍耳的根茎。中医认为，苍耳根性味微苦、平，归脾、肾、肺经，有清热解毒、利湿通淋之功，适用于疔疮、痈疽、丹毒、缠喉风、痢疾、水肿、乳糜尿、风湿骨痛等。

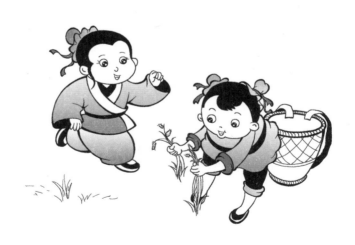

杜甫与猕猴桃

"山瓶乳酒下青云，气味浓香幸见分。鸣鞭走送邻渔父，洗盏开尝对马军。"这是唐代诗人杜甫咏猕猴桃酒的应酬诗，题为《谢严中丞送青城山道士乳酒一瓶》。乳酒即猕猴桃酒，因汁液混浊似乳故名。青城山位于今四川省都江堰市西南，是盛产猕猴桃的地方，青城山道士用猕猴桃酿酒，据说已有上千年的历史。其实猕猴桃酒并不是酒，而是一种饮料，酒精成分很少，因其质地优良，味道醇香，老年人常喝可起到保健与延年益寿的作用，所以有"青城美酒"之称。

猕猴桃　为猕猴桃科植物猕猴桃的果实。猕猴桃在我国的种植历史悠久，唐代诗人岑参有"中庭井阑上，一架猕猴桃"的诗句。李时珍《本草纲目》有"其形如梨，其色如桃，而猕猴喜食，故有诸名"的记载。猕猴桃的抗病能力强，不需要喷洒农药，因而又有"无污染水果"之誉。猕猴桃性味甘、酸而寒，入肾、胃、膀胱经，有清热生津、和胃消食、利尿通淋之功。中医古籍文献记载本品去烦热，止消渴，和中安肝，主黄疸、消渴。本品适用于烦热消渴、食欲不振、消化不良、黄疸等。本品多食冷脾胃，动泄癖，故脾胃虚寒、大便溏薄者慎用。

李世民与葡萄

　　唐太宗李世民是唐朝的第二位皇帝，既是伟大的军事家、卓越的政治家，又是书法家和诗人，堪称"千古一帝"。

　　经过贞观之治，唐朝进入盛世，这期间疆土扩大，国力强盛，文化繁荣，饮酒已不再是王公贵族、文人名士的特权，老百姓也普遍饮酒。据史料记载：唐太宗贞观年间，李世民派兵击高昌国（在今新疆维吾尔自治区境内），从高昌国获得马乳

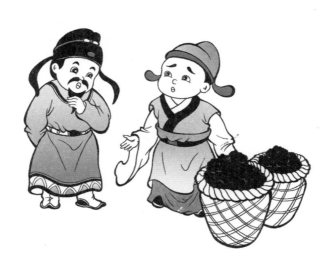

葡萄种和制葡萄酒的方法后，不仅派人在皇宫御苑里广种葡萄，还亲自酿制葡萄酒。因葡萄酒不仅色泽好，而且味道鲜美，故唐太宗甚为惬意，常将葡萄酒赐予群臣。

唐人喜欢葡萄酒的风俗反映在当时的诗歌创作中。白居易《房家夜宴喜雪戏赠主人》一诗中有"酒钩送盏推莲子，烛泪粘盘垒蒲萄"的句子；其在《寄献北都留守裴令公》中有"羌管吹杨柳，燕姬酌蒲萄"的诗句。王绩在《题酒店壁》中写道："竹叶连糟翠，蒲萄带曲红。相逢不令尽，别后为谁空。"这是一首十分得体的劝酒诗。写葡萄酒的诗最著名的莫过于王翰的《凉州词》了："葡萄美酒夜光杯，欲饮琵琶马上催。醉卧沙场君莫笑，古来征战几人回？"

《西游记》第一回"灵根育孕源流出，心性修持大道生"中也写道："胡桃银杏可传茶，椰子葡萄能做酒。"这从另一个角度证明了唐人确已掌握酿制葡萄酒的工艺。

葡萄　又名蒲桃、蒲萄、蒲陶、草龙珠，为葡萄科植物葡萄的成熟果实。中医认为，葡萄性味甘、酸而平，归脾、肺、肾经，有补气血、益肝肾、强筋骨、生津液、止烦渴、利小便之功。《神农本草经》言其令人肥健，耐饥忍风寒，久食轻身，不老延年。《名医别录》言其逐水，利小便。隋唐年间的医学家甄权言其除肠间水，调中治淋。《滇南本草》言其大补气血，舒筋活络，泡酒服之。《随息居饮食谱》言其补气，滋肾液，益肝阴，强筋骨，止渴，安胎。葡萄榨汁煮粥服食可补肝肾，生津液，改善肿瘤患者津液亏损、胃阴不足、食纳不香等症状。

葡萄酒　是用葡萄加工酿制而成的一种低度酒。中医认为，葡萄酒性味甘、苦而辛温，入心、肝、肺、肾经，有温通经脉、舒筋散寒、通络止痛之功，适用于寒滞经脉、瘀血内阻、风湿痹痛、筋脉挛急等。

葡萄酒被称为"天然氨基酸"，还可防癌。红葡萄酒功效更佳，含有超强抗氧化剂，可清除身体中产生的自由基，延缓机体衰老，美容美白。需要注意的是，肝肾功能不全者、对酒精过敏者不宜选用。

李世民与荜茇

据唐代《独异志》记载，贞观年间，唐太宗身患腹泻，遍请名医治疗，百药无效。眼见病情日趋严重，便下诏搜求方药。时人张宝藏以牛奶煎煮荜茇令唐太宗内服，治愈了他的腹泻痼疾。唐太宗大喜过望，赐封张宝藏为五品官，谁知丞相魏徵却一直推诿不办。不久唐太宗旧疾复发，仍按前法，再次治愈，便质问魏徵："献方人有功，为何不授官职？"魏徵只推说："臣不知授他文官，还是武官。"唐太宗一听，气得指着魏徵说："治好你宰相的病，也足可以授三品官了。"说完，他一纸令下，封张宝藏为三品文官鸿胪卿。谁也未料到，小小一味荜茇，在封建社会里居然成了加官晋爵的敲门砖。

荜茇　为胡椒科植物荜茇的未成熟果实，具特异的香气，味辛辣，以肥大、质坚实、味浓者为佳。中医认为，荜茇性味辛、热，入胃、大肠经，有温中止痛之功。本品能散胃肠寒邪而止痛，为中医临床治疗里寒证的常用药物。中医古籍文献记载本品治头痛、鼻渊、牙痛，温中下气，补腰脚，杀腥气，消食，除胃冷。夏日常用此调味，可有效预防胃脘冷痛、恶心呕吐、肠鸣泄泻等。但需要强调的是，因荜茇辛热，过食易损伤人体正气，故不能大剂量或长期服用。李时珍在《本草纲目》中指出荜茇能动脾肺之火，用量过大可引起头晕眼花等不适。因此，腹泻而症见便臭灼肛、口渴心烦、小便黄赤、胃部灼热疼痛、口干口苦、喜冷饮者，属实热郁火所致，均不宜服用本品。此外，症见手脚发热、面部红赤者，属阴虚火旺体质，也应慎用本品。

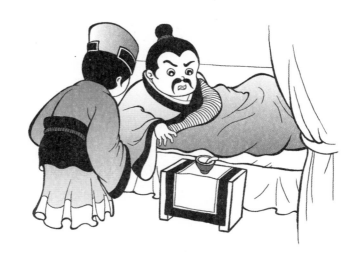

孙思邈与蒲公英

孙思邈，唐代医药学家，被后人尊称为"药王"。

贞观年间的某个夜晚，孙思邈因翻弄药草，左手中指触碰木刺，导致手指红肿，到天亮时肿痛加剧，十天过后，伤处仍痛得厉害，疮面一天天扩大。孙思邈曾听人说蒲公英能治疗痈肿，于是他采来蒲公英，内服兼外敷，不到十日，手指便恢复正常。李时珍在《本草纲目》中记载了此事。

蒲公英　又名黄花地丁，为菊科植物蒲公英及其多种同属植物的带根全草，夏秋两季采收，入食鲜用，入药鲜用、晒干用均可。蒲公英生长于山坡草地、田头路边，虽为野草却是药食俱佳的"天然抗生素"。

中医认为，蒲公英性味苦、甘而寒，入肝、胃经，有清热解毒、消痈散结、利湿退黄、通淋止痛之功，为中医传统的清热解毒药物，历代医家将其用于治疗乳痈、疖肿等，疗效佳。《新修本草》言本品主妇人乳痈肿。《本草备要》言其专治乳痈、疔毒，亦为通淋妙品。

营养分析表明，蒲公英可与花粉食品媲美。明代李时珍《本草纲目》言蒲公英的嫩苗可食。清代王士雄《随息居饮食谱》言本品嫩可为蔬，老则入药。

蒲公英对肺炎双球菌、白喉杆菌、绿脓杆菌、痢疾杆菌、伤寒杆菌等有一定的杀灭作用。随着制药工业的发展，蒲公英已被制成多种剂型，如针剂、片剂、糖浆剂、冲剂等，广泛用于临床各科，除外科的淋巴结炎、疖肿、乳腺炎、丹毒外，还用于上呼吸道感染、传染性肝炎、胆道系统感染、慢性胃炎、消化性溃疡等。乳痈、疔疮疖肿患者，用蒲公英煮粥服食，同时用本品捣烂外敷，疗效佳。

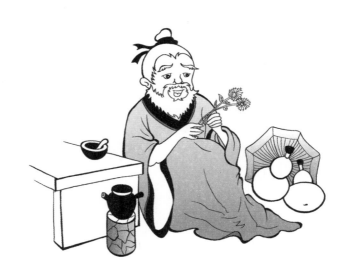

孟浩然与查头鳊

孟浩然，唐代诗人，籍贯襄州襄阳，故世称"孟襄阳"。

孟浩然对查头鳊情有独钟，曾作《岘潭作》一诗："试垂竹竿钓，果得查头鳊。"这样一位才华横溢的诗人却因查头鳊而"浪情宴谑，食鲜疾动"，驾鹤西去，令人长叹。

公元740年，王昌龄南游襄阳，访孟浩然。文人相见，相谈甚欢。孟浩然此时患有痈疽（发生于体表、四肢、内脏的急性化脓性疾患，是一种毒疮，严重时有可能诱发败血症），郎中嘱其千万不可吃鱼鲜，否则治疗将前功尽弃，甚至可能有性命之忧。

孟浩然与王昌龄是文坛至交，既然是老友相聚，孟浩然少不得设宴款待。一时间觥筹交错，杯来酒往，孟浩然早将医生的嘱咐置之度外。相传宴席上有一道菜名为"汉江查头鳊"，历来是襄阳人宴客必备的美味佳肴。忘乎所以的孟浩然见到鲜鱼，不禁食指大动，举箸就尝，结果导致病情加重，王昌龄还没离开襄阳，他就与世长辞，时年52岁。

查头鳊　又名鳊鱼，中医认为，本品性味甘、平，入胃、脾、肺经，有补虚健脾、养血祛风之功，适用于气血两虚、心悸怔忡、纳差食少、皮肤瘙痒等。《随息居饮食谱》言本品补胃，养脾，祛风，运食，功用与鲫相似。《食疗本草》言其调胃气，利五脏。研究表明，经常食用本品，可预防贫血、低血糖、高血压和动脉硬化等疾病。

查头鳊有补益之功，患有疮疡者、湿热内盛者不宜选用。孟浩然死于食鲜疾动的故事，在《孟浩然集序》及《唐才子传》中均有记载。

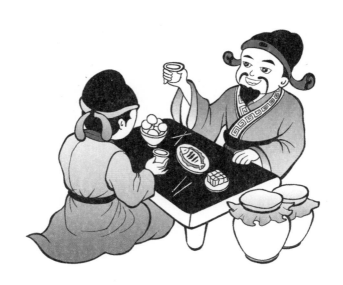

张祜与冬瓜

张祜，字承吉，唐代诗人。

张祜曾作《宫词》云："故国三千里，深宫二十年。一声何满子，双泪落君前。"此诗当时朝中艺人没有不会唱的，张祜也因此而享誉文坛。据传，张祜小名"冬瓜"，因其出生时张母梦见冬瓜，便以梦中所见给他取名。

冬瓜　为葫芦科植物冬瓜的果实。因为瓜熟之际，瓜皮表面会蒙上一层白粉状的东西，很像冬天的白霜，所以又被称为"白瓜"。又因其外形呈椭圆状，酷似睡觉时所用的枕头，故冬瓜又有"枕瓜"之名。

中医认为，冬瓜性味甘、淡而凉，归肺、大肠、小肠、膀胱经，有利湿消肿、清热解毒、下气消痰之功，适用于水肿、小便不利、暑热烦闷、消渴等。《神农本草经》言冬瓜子益气不饥，久服轻身耐老。《名医别录》言其主治小腹水胀，利小便，止渴。《日华子本草》言本品除烦，治胸膈热，消热毒痈肿。《粥谱》言其散热，宜胃，益脾。冬瓜煎水服，或煮粥服食，是民间治疗水肿的常用方法。临床观察发现，冬瓜子、冬瓜皮、冬瓜瓤等均有利水作用，而冬瓜皮的利水作用尤为明显。冬瓜皮对暑热痱疖也有较好疗效。

刘禹锡与诃子

刘禹锡，字梦得，唐朝政治家、诗人。刘禹锡也曾留心医药，著有《传信方》。

据《传信方》载：予曾苦赤白下，诸药服遍，久不瘥，转为白脓。令狐将军传此法，用诃黎勒三枚上好者，两枚炮取皮，一枚生取皮，同末之，以沸浆水一两合服之。

诃子　又名诃黎勒，为使君子科植物诃子的成熟果实。中医认为，本品性味苦、酸、涩、平，入肺、大肠经，有敛肺下气、涩肠止泄之功，适用于肺虚久咳、咳嗽失声、不能言语、久泻、久痢等。中医古籍文献记载本品苦涩降敛，生用清金止嗽，煨熟固脾止泻。刘禹锡苦赤白痢下之病日久，故用之获效。若痢疾初起，邪气尚实，则非所宜。

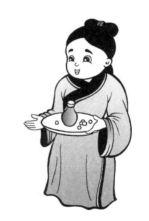

崔山南与人乳

崔山南，名琯，唐朝官员，官至山南西道节度使，故人称"山南"。

崔山南的曾祖母长孙老夫人年事已高，牙齿完全脱落，进食不便。崔山南的祖母唐夫人每天晨起盥洗后来到"萱堂"，用自己的乳汁喂养婆婆。祖母的孝行对崔山南影响很大。崔山南长大成人后，也成了孝子。

萱草　又名黄花菜、金针菜，为百合科植物。汉代嵇康《养生论》云"合欢蠲忿，萱草忘忧"，意思是人们看到萱草，再多的忧愁和烦恼都能烟消云散，故萱草又有"忘忧草"之称。

中医认为，萱草性味甘、平，入肝、脾、肾经，有养血平肝、利尿消肿、通络下乳之功；适用于肝血亏虚、肝阳上亢所致之头晕、耳鸣、失眠多梦、小便不利、水肿、尿血、产后缺乳等。中医古籍文献记载本品养血，补虚，清热，下奶，平肝，利尿，消肿止血。

人乳　为健康产妇的乳汁。中医认为，人乳性味甘、温、入心、肝、脾、胃经，有益气养血、补肾健脾之功，适用于气血亏虚、脾胃不足、肾精亏虚等证。清代医学家王孟英将人乳的作用概括为补血、充液、填精、化气生肌、安神、益智、长筋骨、利机关、壮胃养脾、聪耳明目，可谓中肯之言。人乳中含有大量的糖及脂肪、蛋白质，还含有助消化的酶、抗体及矿物质。初乳含有丰富的抗体和生长因子，可增强婴儿的免疫力，预防感染、过敏和肠道传染病等。

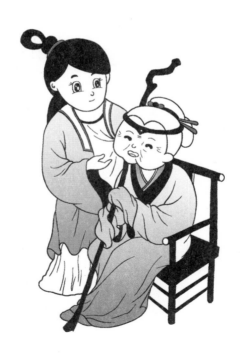

陆龟蒙与茭白

陆龟蒙，字鲁望，唐代文学家、农学家、藏书家，隐逸诗人的代表，其作品以写景咏物诗为主。

陆龟蒙在《江行》中写道："酒旗菰叶外，楼影浪花中。醉帆张数幅，唯待鲤鱼风。"这是一首写景诗。菰为禾本科植物，其茎名茭白，为常用食物。鲤鱼风指秋风，秋季的鲤鱼最为肥美，所以秋风又被称为鲤鱼风。

茭白 为菰之花茎经茭白黑粉的刺激而形成的纺锤形肥大菌瘿，生长于湖沼中，我国南北各地均有分布。中医认为，茭白性味甘、寒，入脾、胃、肝、胆经，有清热生津、利尿除湿、通利大便之功，适用于饮酒过度、烦热口渴、小便不利、湿热黄疸、大便秘结等。中医古籍文献记载本品去烦热，止渴，除目黄，利大小便，止热痢，解酒毒。研究表明，常食本品可有效预防高血压、高脂血症及习惯性便秘等。

李嗣源与骨碎补

李嗣源，五代十国时期后唐的第二位皇帝。

相传有一天，卫士们围着狩猎场，争看皇帝李嗣源射鹿。李嗣源箭无虚发，射中了鹿的后腿，卫士们顿时爆发出阵阵喝彩声。正在喧闹间，一只凶猛的金钱豹突然从山谷树林中窜出，吓得李嗣源的宠妃从马上摔下来，导致左腿胫骨骨折。李嗣源正在一筹莫展时，一名出身民间草医的卫士跪在皇帝面前说："万岁勿忧，小人认得一点草药，可保皇妃平安无事。"说完，他从山冈上采来草药，捣烂敷在皇妃的伤口上，很快血住痛止。没几日，皇妃便行走自如。李嗣源大喜，问卫士此草药叫什么名字。卫士说："启禀万岁，此药尚无名字，请皇上赐名。"李嗣源捋着胡须说："此药能把碎骨补起来，就叫'骨碎补'吧。"后来，李时珍又根据这种药的形状将其命名为"猴姜"。

骨碎补　为水龙骨科植物槲蕨的根茎。中医认为，本品性味苦、温，入肝、肾经，有温补肾阳、活血疗伤之功，适用于肾阳不足所致之腰痛脚弱、耳鸣耳聋、牙痛久泻、跌打损伤、骨折疼痛等。本品不仅能补肾以坚骨，还能活血疗伤，为骨科常用药。中医古籍文献记载本品入肾利骨，且能入心破血，是以肾虚耳鸣久泻、跌仆损伤、骨痛、牙痛、出血者，无不用此调治。研究表明，本品有镇痛、促进骨组织再生和促进血液循环的作用。

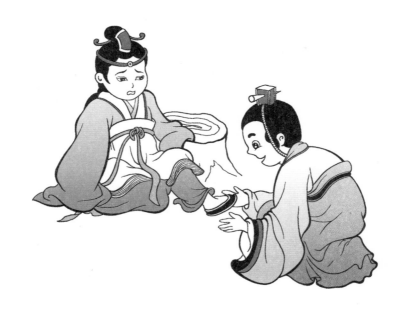

绿杯红袖趁重阳

晏几道，字叔原，号小山，北宋著名词人，与其父晏殊合称"二晏"。

晏几道在《阮郎归》一词中写道："天边金掌露成霜，云随雁字长。绿杯红袖趁重阳，人情似故乡。兰佩紫，菊簪黄，殷勤理旧狂。欲将沉醉换悲凉，清歌莫断肠。"这首词写于汴京，是重阳佳节宴饮之作。词人感喟身世，自抒怀抱，虽写抑郁之情，但并无绝望之意。

农历九月，在古人的心目中是一个非常时节。他们仰观于天，俯察于地，演绎出许多理论。在《易经》中，九为阳数。《夏小正》言九月内火（大火星休眠）。《黄帝内经》言：天地之至数，始于一，终于九焉。古人认为这个月阴盛阳衰，万物凋零，生命将到尽头。但从数字上看，九又为至阳之数，九月九日为二九相重，是为重九，亦是重阳。根据中医物极必反的理论，此灾祸可登高而避之。重九登高是先民为逃避洪水、瘟疫等灾害的一种举措。佩茱萸和饮菊花酒则是借药物起到避邪防病、益寿养生的作用，以消阳九之厄。据文献记载，以重阳日为月令活动，始于春秋战国时期。正式把九月九日作为重阳节，以登高、佩茱萸、饮菊花酒为风俗，则是汉代的事。相传到了唐代，随着人们对自然事物认识的提升，重阳佳节逐渐演变为人们登高眺远、饮酒赋诗、祈求长寿、寻求美好生活的民俗活动。

重阳节与养生防病的关系非常密切。古人云：重阳之日，必以糕酒登高远眺，为时宴之游赏，以畅秋志，酒必采茱萸、甘菊以泛之。《西京杂记》载：九月九日佩茱萸，食蓬饵，饮菊华（花）酒，令人长寿。茱萸，名越椒，香味浓烈，能杀虫，祛邪逐秽。菊花利五脏，调四时，治诸风、头眩，利血气，轻身耐老延年。

重阳节蕴含中华民族尊老、爱老、孝老的传统文化精髓。现在，农历九月九日的重阳节已成为人们孝老敬老、旅游健身、亲朋欢聚、赏菊赋诗的休闲佳节，当然也是放松身体、调节心情的好时机。

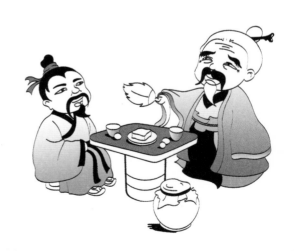

吴文英与午睡

吴文英，字君特，号梦窗，晚年又号觉翁，宋代词人。

吴文英在《踏莎行》中写道："润玉笼绡，檀樱倚扇，绣圈犹带脂香浅。榴心空叠舞裙红，艾枝应压愁鬟乱。午梦千山，窗阴一箭，香瘢新褪红丝腕。隔江人在雨声中，晚风菰叶生秋怨。"

这是一首描写端午节的怀人感梦之作。"午梦千山"指词人在梦中历尽万水千山。我国古时称午睡为"午梦""昼寝"，现在称为午休。"午"为地支的第七位，又是十二时辰之一，据此推算，午当指中午十一时至下午一时。古人午睡成癖者不乏其人，宋代周密在《齐东野语》中提到一个叫有规的和尚，这位午睡癖常常"睡起不知天早晚，西窗残日已无多"。宋代文人蔡持正也是午睡癖，其诗"纸屏石枕竹方床，手倦抛书午梦长。睡起莞然成独笑，数声渔笛在沧浪"，写出了他午睡后的惬意。

夏季的正午时分，温度很高，人体的体表血管往往会扩张，大量血液集中于皮肤，造成体内血液分配不平衡，尤其是头部血液供应减少。经过一个上午的学习、工作和劳动，人容易感到精神不振，昏昏欲睡。同时，夏季昼长夜短，人们往往睡得迟、起得早，以致睡眠不足。因此，适当午睡以消除疲劳是非常必要的。

午睡也可增强人体免疫力，防御某些疾病。德国心理学家坎贝尔说，青春期之后，随着年龄的增长，大部分人午睡的欲望将保持终生。它不仅能弥补睡眠的不足，还能改善人体免疫功能，对身体有益。澳大利亚科学家理查德·布朗博士研究发现，午睡后浑身轻松、精神愉快的人，其血液中的快乐物质内啡肽含量明显增加，使身体的小痛小恙得到缓解。雅典医科大学教授研究发现，因轮班工作不能午睡者，其冠心病发作的危险性显著增加，而每天只要用半小时午睡即可使冠心病发病率降低20%。

◆ 午睡效果好不好，关键是如何睡及睡多长时间。一天内有一段时间人们容易入睡，那就是 13 时至 15 时，此时人体处于生理状态的低潮，睡半小时即可使人恢复精神。久睡反而会使人身体产生不适。

◆ 有人喜欢伏案午休，这是有害健康的。人在入睡以后，交感神经处于抑制状态，副交感神经则处于兴奋状态，因而心脏的收缩力下降，心率变慢，脑部供血不足。如果伏案而睡，不但不能解除大脑的疲劳，反而使大脑的正常功能受到损害，影响思维和记忆力。青少年伏案午睡还会引起脊柱变形。

◆ 午睡也不是人人都适宜。研究表明，至少有以下几种人不适宜午睡：65 岁以上且体重超过标准体重 20％的人；血压过低的人；血液循环系统有严重障碍的人，特别是因脑血管狭窄而经常头晕的人等。清代经学家梁章钜觉得自己午睡后不舒服，后来干脆以下棋消磨午休时光。梁老夫子的这种午休办法，也值得那些不宜午睡的人借鉴。

范仲淹与粥

范仲淹，字希文，北宋著名的思想家、政治家、军事家、文学家。范仲淹政绩卓著，文学成就突出，他倡导的"先天下之忧而忧，后天下之乐而乐"的思想，对后世影响深远。

范仲淹幼年丧父，励志苦读。因家境贫寒，他常用小米煮粥，待粥凝固后，用刀切为四块，早晚各食两块，再切些腌菜佐食。成年后，范仲淹到应天府书院刻苦攻读，冬天读书疲倦时就用冷水洗脸，没有东西吃就喝稀粥度日。经过苦读，范仲淹终于考中进士，后官至参知政事。

粥 俗称稀饭。中国古代文献记载：黄帝始蒸谷为饭，烹谷为粥。用适当的中药或具有药用价值的食物与适量的米同煮为粥，称为药粥。

如身有疾患，可随病选粥。体质衰弱，可选用人参粥、山药粥、黄芪粥等；胃脘疼痛，可选用砂仁粥、莱菔子粥；急性胃肠炎，可选用车前子粥、马齿苋粥；肺热咳嗽，可选用贝母粥、竹沥粥；慢性肾炎，可选用茯苓粥、生地粥、太子参粥等。

现代不少医家继承古方，古粥今用，创制了许多行之有效的新药粥方。著名老中医岳美中结合临床经验，自拟复方黄芪粥，用于调治慢性肾炎，收到理想效果。名医邹云翔教授常嘱高血压、高脂血症者多喝荷叶粥，以降低血压和血脂，效果也较好。

有专家指出喝粥伤胃。因为粥中水分较多，可稀释胃液，影响胃的消化功能。喝粥的最大缺点是无法细嚼慢咽，食物不能与唾液中的消化酶充分混合，从而加重胃肠负担。因此，在食粥调养时，应具体问题具体分析。如急性胃肠炎或慢性胃肠炎急性发作，此时喝粥只能适得其反，加重病情。只有让胃肠适当休息，喝粥才能起到保健效果。

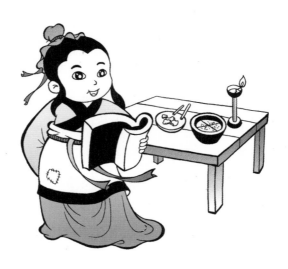

罗大经与槟榔

罗大经，字景纶，号儒林，又号鹤林，宋代进士、文学家。

罗大经在《鹤林玉露》中写道：岭南人以槟榔代茶御瘴，其功有四。一曰醒能使之醉，盖食之久，则熏然颊赤，若饮酒然；二曰醉能使之醒，盖酒后嚼之，则宽气下痰，余醒顿解；三曰饥能使之饱；四曰饱能使之饥，盖空腹食之则充然气盛如饱，饱后食之则饮食快然易消。

槟榔　为棕榈科植物槟榔的成熟种子。中医认为，本品性味辛、甘而温，入胃、大肠经，有杀虫消积、行气导滞、利湿消肿之功，适用于水肿脚气、小便不利、消化不良、肠道寄生虫病等。中医古籍文献记载本品主消谷逐水，除痰癖，杀三虫。槟榔可提神、抗抑郁，咀嚼槟榔可振奋精神，改善疲劳，预防老年性痴呆。槟榔可耗伤正气，不宜久食。素体亏虚、脾胃虚弱者不宜选食。

流行病学调查研究表明，槟榔中的槟榔素和槟榔碱具有潜在的致癌性，经常嚼食槟榔会导致口腔溃疡、牙龈退变、口腔黏膜损伤，进而诱发口腔癌。因此，从健康角度出发，还是少咀嚼槟榔为宜。槟榔经过加工后含有酒精成分，初次食用者会出现一系列不适应的症状，如面红耳赤、头晕、心动过速等，称为"槟榔醉"，苏东坡所云"红潮登颊醉槟榔"即是此种表现，初次嚼食时应予注意。对酒精过敏者、正服用头孢类抗生素者均不宜咀嚼槟榔。

槟榔皮　又名大腹皮，为棕榈科植物槟榔成熟种子的种皮。中医认为，本品性味辛、微温，归脾、胃、大肠、小肠经，有行气宽中、利湿除胀之功，适用于水肿腹胀、小便不利等。

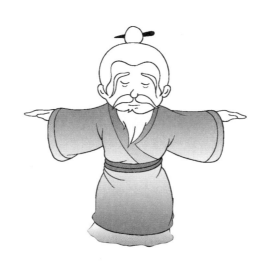

周紫芝与蜡烛

　　周紫芝,字少隐,号竹坡居士,南宋文学家,著有《竹坡诗话》和《竹坡词》等。

　　《竹坡诗话》记载:李氏家族有一前辈为官清廉,公私分明。一天,这位前辈正在烛光下办理公务,仆人送来一封家书。他点燃自家的蜡烛,灭掉公家的蜡烛后才拆开家书来看。因为在他看来,公与私之间不能越雷池半步。公私分明是中华民族的优良传统,值得发扬光大。

　　蜡烛用蜡浇制而成,是我国古代手工业制品之一。蜡料主要来自昆虫蜡和石蜡。

　　蜂蜡　又名黄蜡,为蜜蜂科昆虫中华蜜蜂或意大利蜂分泌的蜡,是将蜂巢置水中加热、滤过,经冷凝取蜡或再精制而成。中医认为,蜂蜡性味甘、微温,归脾、肺经,有收涩敛疮、生肌止痛之功,适用于溃疡不敛、臁疮糜烂、创伤、烧伤、烫伤等。中医古籍文献记载本品生于蜜中,故曰"蜜蜡"。蜜成于蜡,而万物之至味,莫甘于蜜,莫淡于蜡。蜜之气味俱厚,属于阴也,故养脾;蜡之气味俱薄,属于阳也,故养胃。

虫白蜡　又名虫蜡、木蜡、树蜡、蜡膏，是由白蜡虫的雄虫群栖于木樨科植物白蜡树干而分泌的蜡，经精制而成。每年8~9月采蜡。清晨用刀将包有蜡质的树枝切下，放入沸水锅中煮之，使蜡质化开而浮于水面，冷后凝结成块；取出，再加水加热化开，过滤后凝固即成。中医认为，本品性味甘、温，入肺、心、肝经，有止血、生肌、定痛之功，适用于金疮出血、尿血、下血、疮疡久溃不敛、下疳。中医古籍文献记载本品止咳止泻，润肺脏，厚肠胃。本品有补虚之功，可为外科圣药。

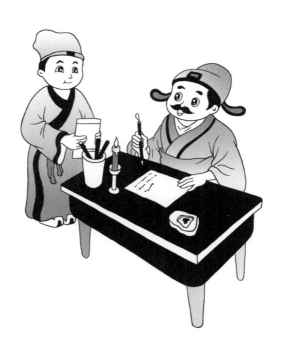

石蜡油　是从原油分馏所得的无色无味的混合物。中医认为，本品性味甘、温，入脾、胃经，有润肠通便之功，适用于老年人或儿童之便秘。口服，每次 15~30 毫升，睡前服用。石蜡油属矿物油，在肠内不被消化，吸收极少，对肠壁和粪便起润滑作用，且能阻止肠内水分吸收，软化大便，使之易于排出。

各种蜡既可制烛，又可入药。临床观察发现，蜡对风湿、类风湿性关节炎之指关节肿胀冷痛、僵硬、屈伸不利有较好的治疗效果。治疗方法如下。

◆ 取蜡适量，加热熔化，待温度降至 50℃ 左右时，将患病的手逐渐浸入熔化的蜡液中，可在蜡液中略做手指弯曲运动，30 分钟后取出，去掉手上的蜡质，不必清洗，每日 1 次，10 次为 1 个疗程，连续进行 1~2 个疗程。

◆ 取大（小）活络丸 5~10 粒，研细备用。取蜡适量，加热熔化，待温度降至 50℃ 左右时，纳入活络丸药末，混合均匀；将患病的手逐渐浸入熔化的蜡液中，可在蜡液中略做手指弯曲运动，30 分钟后取出，去掉手上的蜡质，不必清洗，每日 1 次，10 次为 1 个疗程，连续进行 1~2 个疗程。

司马光与枕头

司马光，字君实，号迂叟，北宋政治家、史学家、文学家。

司马光幼时就聪颖过人，学习勤奋。每当老师讲课完毕，同学跑到院子里玩耍时，只有司马光不肯走。他轻轻关上门窗，集中注意力高声朗读诗文，直到把诗文背得滚瓜烂熟才肯休息。入仕后的司马光更加刻苦。为了抓紧时间读书，以防睡觉占用太多时间，他特意做了一个圆木枕头放在木板床上，只要稍微动一下，圆木枕头就会滚走，人就随之惊醒，而后可以起床继续读书。司马光称这个圆木枕头为"警枕"，用它来使自己警醒。正是这种刻苦勤学的精神，使司马光成为后人景仰的大学问家。

枕头　是保证人们睡眠的重要卧具，而药枕则兼有保健功效。《红楼梦》第二十八回写元妃打发夏太监为贾母送来一个"玛瑙药枕"。传说慈禧太后喜用菊花制作枕头，菊花枕不仅气味清香，而且能醒脑明目。

苏东坡与牡蛎

苏轼，字子瞻，号东坡居士，宋代著名文学家。

苏轼曾被贬到惠州，途经东莞，品尝了远近闻名的靖康蚝（即牡蛎），蚝的美味令他难忘。后来苏轼被贬到更加偏远的海南儋州，在那里他又吃到了鲜蚝。此后苏轼写了《食蚝》一文，赞美牡蛎之味美可口：己卯冬至前二日，海蛮献蚝。剖之，得数升。肉与浆入与酒并煮，食之甚美，未始有也。

牡蛎　为牡蛎科动物近江牡蛎、长牡蛎或大连湾牡蛎的贝壳。中医认为，本品性味甘、咸而平，归心、肝经，有收敛固涩、散结化痰、敛酸止痛、宁心安神之功，适用于心悸失眠、自汗盗汗、遗精滑精、尿频遗尿、崩漏带下、胃痛泛酸、瘰疬痰核等。中医古籍文献记载本品治夜不眠、志意不定，主虚烦、妇人血气，调中，解丹毒；清肺补心，滋阴养血。

牡蛎肉　为牡蛎的肉。中医认为，本品性味甘、咸而平，归心经，有滋阴养血、宁心安神之功，适用于阴血不足、心悸怔忡、心血不足、烦热失眠、盗汗、心神不安等。中医古籍文献记载本品补五脏，调中，解丹毒，止渴，活血，充肌，味极鲜腴。

　　牡蛎肉含锌丰富。锌对青少年的生长、男性生殖器官的发育起着重要作用。有专家指出，步入中年的男性，若能经常食用牡蛎等锌含量丰富的食物，可维持正常的性功能，使夫妻和睦，婚姻美满。

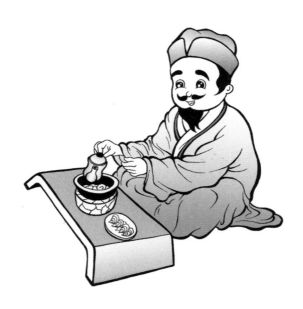

张杲与生地黄

张杲，南宋名医，著有《医说》。

据《名医类案》载：一次，张杲外出验尸，保正赵温却没到验尸现场。张杲就问当地人："为何赵温不来？"当地人回答说："赵温鼻衄（流鼻血）严重，再不想办法就有生命危险了。"张杲马上去找赵温，只见赵温的鼻血就像屋檐水似的不停滴着。他立刻按方配药治疗，但血势太猛，吹入鼻中的药末都被血冲了出来。他想，治血病最有效的药莫过于生地黄了，于是当机立断，派人四处去挖生地黄让赵保吃，又用生地黄渣塞鼻，过了一段时间，血便止住了。

生地黄　为玄参科植物地黄的根。中医认为，本品性味甘、苦而寒，入心、肝、肾经，有养阴生津、清热凉血之功。本品苦寒降泻，甘寒滋润，走血分，既能凉血除热，又能养阴增液，故凡热入营血、阴液受损之病用之皆宜。中医古籍文献记载本品主治妇人崩中血不止，解诸热，通月水，利水道。本品内专凉血滋阴，外润皮肤，病人虚而有热者宜加用之；阴虚火旺之证，宜生地黄以滋阴退阳；浙产者，专于凉血润燥，病人元气本亏，因热邪闭结，而舌干焦黑，大小便秘，不胜攻下者，用此于清热药中，通其秘结最佳。本品寒凉黏腻，易碍脾胃，不宜久服，故煮制时加点姜汁，以保护胃气。脾虚有湿、腹满便溏者不宜选用。本品不宜与葱白、韭白、薤白等物同服。

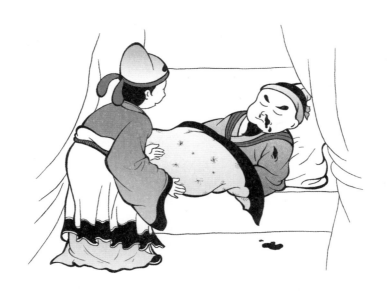

赵匡胤与莴苣

赵匡胤，宋代开国皇帝，史称宋太祖。

史料载：五代时，有一名叫卓奄的和尚，靠种菜度日。一日午饭后，他在菜地旁小憩，梦见一条金色巨龙飞临菜地，啃食莴苣。和尚猛醒，但梦中情景仍历历在目。和尚心想定有贵人来临，抬头朝莴苣地望去，见一相貌堂堂、身材魁梧之人正欲取莴苣。他赶紧谦恭地走上前去，将莴苣馈赠给这个陌生人。临别时，和尚说："苟富贵，勿相忘。"那人回答道："异日如得志，定当为和尚修一座寺庙以谢今日馈赠之恩。"此人就是日后的宋太祖赵匡胤。

赵匡胤投军后，屡立战功，官至殿前都点检。后来他发动陈桥兵变，黄袍加身，代周称帝，建立宋朝，定都开封。赵匡胤即位后，访得卓奄和尚还活着，果为卓奄修建了普安道院，而莴苣也成了人们熟知的食疗养生佳品。

莴苣　又名莴笋，为菊科植物。中医认为，莴苣性味苦、甘而凉，入大肠、肝、胃经，有清热利湿、通络下乳之功，适用于脾胃湿热所致小便不利、尿血、产后缺乳等。中医古籍文献记载本品通乳汁，利小便，杀虫解毒；利五脏，通经脉，开胸膈，去口气，白齿牙，明眼目。莴苣有"素食中的保健高手"之称，有预防神经管畸形、防癌抗癌、调节血糖、促进睡眠、提高食欲、保护心脑血管、防治贫血、预防过敏性鼻炎等保健作用。

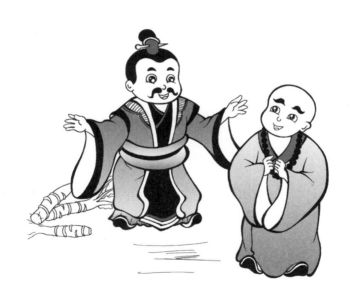

罗天益与艾叶

罗天益，字谦甫，元代医学家。

据《卫生宝鉴》记载，蒙古征南副元帅大忒木儿曾统领大军征南，不料他突然患病，初起仅是消化不良，腹痛腹泻，渐至足胫冰冷，麻木不仁，步履艰难，以至于下肢不能活动，卧床不起。主帅病倒，帐下群龙无首，军情危急。

一日，随征文官罗天益拜谒大忒木儿。罗天益乃东垣老人李杲（金元四大医家之一）的得意门生，曾随师学医十余年。罗天益为大忒木儿切脉后道："大帅年高气弱，多年疆场征战，朝暮行寒，加之饮食失节，阳不能外固，病起于下，系寒湿相合而病。"

大忒木儿点头称是。罗天益便采用急退寒湿之邪、峻补其阳之法，以陈艾温灸穴位。他取出备好的陈艾绒，在大忒木儿肚脐下的气海穴处置艾绒温灸，以补下焦之气；又在两膝的足三里穴处艾灸，以引导阳气下行，再投以温经散寒、健脾燥湿之方剂。几天后，大忒木儿病势好转。又经过一段时间的灸治，大忒木儿便可驰骋疆场了。

艾叶　为菊科植物艾的叶片。中医认为，艾叶性味苦、辛而温，入肝、脾、肾经，有温经止血、散寒止痛之功。本品辛散苦泄，性温祛寒，专散寒邪而暖经脉，有温经止血之功，对虚性的崩漏下血最为适宜。中医古籍文献记载本品温中逐冷除湿，止崩血，安胎，止腹痛。

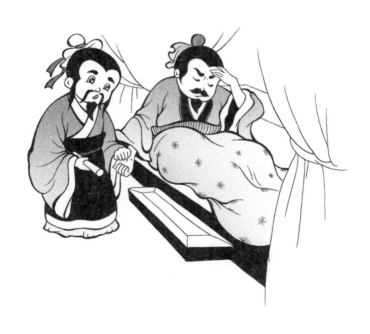

张子和祛痰用藜芦

张子和，名从正，号戴人，金代医学家，金元四大医家之一，是攻邪派的代表人物。

张子和在其医案《儒门事亲》中记载了这样一个故事：有一名妇女自幼得了风痫病，病情日渐加重。有一年时逢饥荒，妇人无食充饥，只好到地里挖野草果腹。她看见田间有一种长得像大葱的草，就采回来蒸熟，饱餐了一顿。当晚妇人忽然感觉腹中不适，吐出许多黏稠的痰涎，接连几天如此，同时汗流浃背，非常困倦。妇人自认为难以活命了，谁知几天后，她不仅身体渐觉轻健，多年所患之病也好了。原来她吃的这种植物叫"憨葱"，就是中药藜芦。

俗话说怪病多生于痰。中药藜芦对于痰饮所致的疾病是有一定疗效的。

藜芦　为百合科植物藜芦的根茎。中医认为，本品性味苦、辛而寒，有毒，归肝、肺、胃经，有涌吐风痰、清热解毒、杀虫止痒之功，适用于中风痰壅、喉痹不通、癫痫、疥癣、秃疮等病。

朱元璋与柿

　　朱元璋幼时家境贫寒，经常以乞讨为生。相传有一年秋天，朱元璋几日没讨着东西吃，饿得头昏眼花。当他步履蹒跚地来到剩柴村时，顿时眼前一亮，前方有一株柿子树，上面结满了金灿灿的柿子。于是，朱元璋爬到树上摘柿子充饥，才没有饿死。朱元璋发迹之后，有一次领兵再次经过剩柴村，发现那株柿子

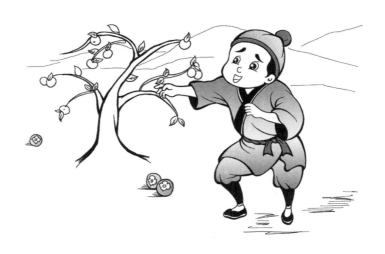

树依然挂满了金灿灿的柿子。想到这株柿子树曾救过自己的命，朱元璋便把身上的红色战袍披在柿子树上，封它为"凌霜侯"。

中医认为，柿子性味甘、涩而寒，入脾、胃、肺经，有清热润燥、生津止渴、养阴止血之功，适用于燥热咳嗽、痰中带血、胃热伤阴、烦渴口干、痔疮下血等。中医古籍文献记载：软熟柿解酒热毒，止口干，压胃间热；鼻者肺之窍也，耳者肾之窍也，二脏有火上炎，则外窍闭而不通，得柿甘寒之气，火热下行，窍自清利；鲜柿甘寒养肺胃之阴，宜于火燥津枯之体；柿乃脾肺血分之果也，其味甘而气平，性涩而能收，故有健脾、涩肠、止嗽、止血之功。

吃柿子要注意以下几点。

◆ 不要空腹食柿子。柿子含大量的单宁和胶质，这些物质遇到酸时，就会凝结成不能溶解的硬块。硬块较小时会随大便排出体外，硬块大时则难以排出，停留胃内就会导致"胃柿石症"，轻者胃脘疼痛，恶心呕吐，重者会引起胃出血或胃穿孔。

◆ 柿子含有大量鞣质，会与食物中的铁结合而妨碍人体对铁的正常吸收，因此，患有缺铁性贫血者或正在服食铁剂者，不宜食用柿子。

◆ 柿不宜与蟹同食，易导致腹痛、泄泻。中医古籍文献记载：凡食柿不可与蟹同，令人腹痛大泻，后呕吐昏闷。

李时勉与血竭

李时勉，名懋，号古廉，明代官员、学者。

据明代话本小说记载，李时勉性情刚鲠，敢于犯颜直谏，因而多次下狱。洪熙元年，李时勉目睹奸臣宦官擅权误国，于是上书言事。由于宦官挑唆，仁宗皇帝恼羞成怒，命武士以金瓜（一种瓜状兵器）扑击李时勉。李时勉倒在血泊中，胸部多根肋骨断裂，卧以待毙。但李时勉大难不死，遇上了救星。原来，

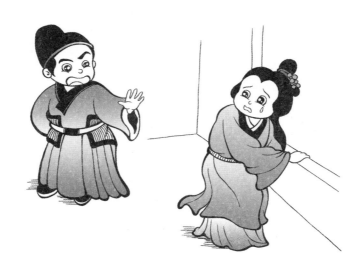

有一年在元宵节观灯时，李时勉拾到金钗一支。失者为锦衣卫千户之妻。失钗后，锦衣卫千户大怒，令妻跳楼自尽。这时，李时勉将金钗送还，锦衣卫千户用国外进贡的伤科良药血竭将其妻救活。现夫妻二人听说李时勉遭酷刑，于是偷偷进入监狱，用血竭为李时勉疗伤，使之痊愈。也许是药物气味所致，狱中的跳蚤都不敢侵扰李时勉。

血竭　又名麒麟竭，为棕榈科植物麒麟竭的果实和树干中渗出的树脂，主产于印度尼西亚、马来西亚、伊朗等国，我国广东、台湾等地也有出产。秋季采集果实，置蒸笼内蒸煮，使树脂渗出；或将树干砍破，使树脂自然渗出，凝固而成，打碎研末用。中医认为，本品性味甘、咸而平，归肝经，有活血定痛、化瘀止血、敛疮生肌之功，适用于跌打损伤、筋骨疼痛、产后瘀滞腹痛、痛经、经闭、外伤出血、血痔肠风、疮疡久溃不敛等。中医古籍文献记载本品主五脏邪气、带下、心痛，破积血，治一切恶疮疥癣。

王夫之与姜

　　王夫之，字而农，号姜斋，明末清初的思想家、史学家。

　　王夫之为何自号姜斋呢？据说王夫之晚年生活的主要经济来源有两方面，一方面是以教书为生，另一方面是种生姜出售，因此他自号"姜斋""卖姜翁"。王夫之还写过一首卖姜词，其中提到了姜的保健功效。在王夫之所住的姜斋故居，如今还保留着当年的生姜地。

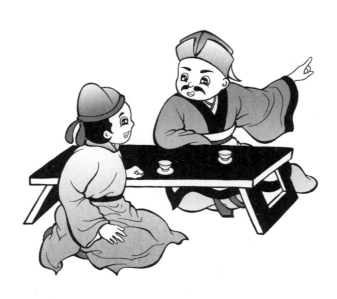

生姜　为姜科植物姜的新鲜根茎。冬季采挖，除去须根，洗净，切片入药。生姜捣汁名姜汁，取皮名姜皮，煨熟名煨姜，切片晒干名干姜。中医认为，生姜性味辛、温，入肺、胃、脾经，有发表散寒、温中止呕、温肺止咳、和中解毒之功。中医古籍文献记载本品主伤寒头痛、鼻塞、咳逆上气，止呕吐；生用发散，熟用和中，解食野禽中毒或喉痹；治伤寒、伤风、头痛、九窍不利，入肺开胃，去腹中寒气，解毒。研究表明，生姜能促进血液循环、胃液分泌和肠道蠕动，促进消化，并具有发汗作用。

　　干姜　为姜科植物姜的干燥根茎，冬季采挖，除去茎叶及须根，洗净晒干或烘干，切片生用。中医认为，干姜性味辛、热，入心、肺、脾、胃经，有回阳温中、温肺化痰之功。本品通心助阳，善温里寒，适用于阴寒内盛、阳气衰微、四肢厥冷、脉微欲绝及脾胃虚寒、脘腹冷痛、呕吐泄泻、肺寒咳嗽等。中医古籍文献记载本品主胸满咳逆上气，温中，止血，出汗，逐风湿痹。

傅青主与药石

　　傅青主，本名傅山，明末清初著名学者，精通哲学、医学、儒学、佛学、诗词、书画、金石、武术、考据等，著有《傅青主女科》《傅青主男科》等传世之作。

　　傅青主医术高超，医德高尚，名闻乡里，深受百姓爱戴。据说有一日，一个名叫李伯城的书生急请傅青主出诊。原来，李伯城和妻子相敬如宾，只因幼子不爱习文，常常逃学，李伯城大打出手，李妻爱子心切，夫妻二人大吵大闹，李妻又气又急，卧床不起，整天长吁短叹，脸面发青，于是李伯城急请傅先生出诊。

　　傅青主看过病人，思索片刻，便独自走出门外，捡了一块石头，交与李伯城道："此乃药石，加水煎化服下，病即可除。"李伯城将信将疑，回家煎煮药石。煮了两天，药石坚硬如故，李妻见丈夫如此尽心尽力，十分感动，下床帮助丈夫。三天后，药石依然如初，然李妻已饮食如常，病去体健了。李伯城急忙去请教傅青主是何道理，傅青主解释道："药石虽未煮化，但你的诚心已感动夫人，故不必再煮了。"为了感谢傅青主的恩情，李伯城送上一块匾额，上书七个大字：心病还须心药医。

许多石头可入药，称为药石，它们对多种疾病有治疗作用。

钟乳石　又名石钟乳、芦石、夏石、黄石砂，为碳酸盐类矿物钟乳石的矿石。中医认为，本品性味甘、温，入肺、肾、脾、肝经，有温肺益气、补肾壮阳、通络下乳之功，适用于虚劳喘咳、寒嗽、阳痿、腰脚冷痹、乳汁不通等。

阳起石　为硅酸盐类矿物阳起石或阳起石石棉的矿石，煅用。顾名思义，阳起石有起阳疗痿之功。中医认为，阳起石性味咸、微温，入肾经，有温肾壮阳之功，对肾阳不足所致阳痿、早泄、遗精、宫冷不孕、痛经、腰膝冷痛、四肢不温等均有治疗作用。中医古籍文献记载阳起石乃左肾命门气分药也，下焦虚寒者宜之。

寒水石　又名凝水石、鹊石，为硫酸盐类矿物芒硝的晶体。以色白、清莹、质松、无杂质者为佳。中医认为，本品性味辛、咸而寒，归心、胃、肾经，有清热降火、利咽消肿之功，适用于癌肿、壮热烦渴、目赤肿痛、咽喉肿痛、口舌生疮、水火烫伤等。

芒硝　又名朴硝、皮硝、马牙硝、玄明粉、元明粉，为硫酸盐类矿物经加工而成的结晶体。中医认为，本品性味咸、苦而寒，入胃、大肠经，有泻下软坚、清热泻火之功。本品苦寒泻降以清胃肠之热结，咸以润燥软坚，为治实热积滞、大便燥结之要药。中医古籍文献记载本品其用有三，去实热、涤肠中宿垢、破坚积。孕妇忌用。

　　滑石　又名飞滑石、滑石粉，为硅酸类矿物滑石的块状体，古时以水飞磨粉，称飞滑石。中医认为，本品性味甘、淡而寒，入胃、膀胱经，有利水通淋、清解暑热、清热收涩之功。中医古籍文献记载本品上能利毛腠之窍，下能利精溺之窍；主身热泄癖、女子乳难、癃闭，利小便，荡胃中积聚寒热。本品性寒而滑，寒能清热，滑能利泻，入膀胱经能清膀胱热结，通利水道，

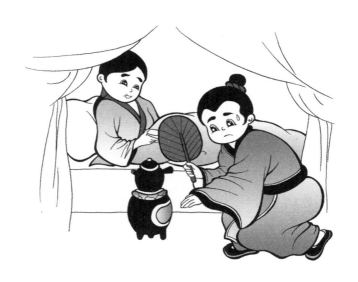

故能治疗湿热淋证。本品滑能利窍，故孕妇慎用，脾胃虚寒者不宜选用。

明矾　即白矾，系天然矾石在水中加热，溶解后再结晶而成。中医认为，明矾性味酸、涩而寒，有毒，归肺、脾、胃、大肠经，有消痰燥湿、止泻止血、解毒杀虫之功，适用于喉痹、痰涎壅甚、肝炎、黄疸、胃及十二指肠溃疡、子宫脱垂、白带、泻痢、衄血、口舌生疮、疮痔疥癣、水火烫伤等。

炉甘石　为碳酸盐类矿物菱锌矿的矿石。中医认为，本品性味甘、温，归肝、脾、肺经，有去翳退赤、收湿敛疮之功，适用于目赤翳障、烂弦风眼、溃疡不敛、皮肤湿疮等。中医古籍文献记载本品止血，消肿毒，生肌，明目去翳，退赤，收湿除烂。

玛瑙　又名马脑、文石，为矿物石英的隐晶质变种之一。中医认为，玛瑙性味辛、寒而无毒，入肝经，有疏肝解郁、清热解毒、除障明目之功，适用于目生障翳、目睑赤烂等疾病。中医古籍文献记载本品主目生障翳。

傅青主与桑叶

在宋代《夷坚志》一书中记载了这样一个故事：有一位游僧暂住于严州山寺中，他形体羸瘦，饮食极少，每晚入睡后遍身汗出，第二日晨起，衣服皆为汗水湿透，如此已有20年，诸药用尽，终不见效。寺中一位监寺僧说："吾有绝妙验方，可为汝治之。"几日后，游僧多年的痼疾竟然痊愈。奇怪的是，治病药物仅霜桑叶1味，即霜桑叶焙干碾末，每日8克，用温水空腹调服。

桑叶止汗之功颇得傅青主青睐，他将桑叶誉为"收汗之妙品"，他拟定的止汗神丹、遏汗丸、止汗定神丹等诸方均选用桑叶为主药。

桑叶　为桑科植物桑树的叶，经霜后采收，生用或制用。中医认为，桑叶性味苦、甘而寒，归肺、肝经，有疏风清热、清肺润燥、清肝明目之功。本品轻清疏散，善清风热之邪。中医古籍文献记载本品治劳热咳嗽，明目，长发；清肺泻胃，凉血润燥，去风明目。煮粥服食，对外感风热、头身疼痛、咳嗽胸痛等，疗效甚佳。

康熙与哈密瓜

康熙帝名爱新觉罗·玄烨，是我国清代著名的君王。哈密瓜，又名香瓜、甘瓜、果瓜、菜瓜，为葫芦科植物甜瓜的果实。据说，康熙帝在品尝这种甜瓜时，曾询问其名，内侍只知其为哈密回王所献，就回奏是哈密瓜。从此，哈密瓜之名不胫而走。清代《新疆回部志》载：自康熙初，哈密投诚，此瓜始于贡，谓之哈密瓜。清代才子纪晓岚曾因"两淮盐引案"受牵连，被发配新疆，谪戍伊犁。他虽然仕途受挫，却品尝了许多珍奇美食，他在《阅微草堂笔记》中就提到了哈密出产的哈密瓜。

哈密瓜　性味甘、寒，入心、胃经，有清热除烦、止渴利尿之功，适用于暑热烦渴、口舌生疮等。研究表明，哈密瓜含有一种酶，可将不溶性蛋白质转化为可溶性蛋白质，尤其适合肾病患者食用。本品性寒凉，脾胃虚寒、腹胀便溏者不宜多食。

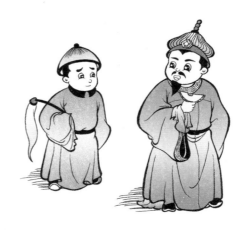

雍正与人参

雍正帝名爱新觉罗·胤禛，是我国清代著名的君王。

据史书记载，雍正喜欢服食东北人参，在困乏或生病时，都喜欢进补人参汤。雍正登基后勤于国事，操心劳顿，身体经常出现烦躁焦灼、面青目赤、双手颤抖等症状，后世医家推测这是过服人参所致。雍正之死虽存争议，但操劳过度和乱用人参中毒，是不可忽视的原因。

人参　为五加科植物人参的根茎，因产地及加工制作方法不同，又有野山参、园参、生晒参、高丽参、吉林参、移山参、白人参、红人参等名称。中医认为，人参性味甘、微苦，入脾、肺、心经，有大补元气、补益脾肺、生津安神之功；适用于气虚欲脱、短气神疲、脉微欲绝等危重证候，单用即有效。对脾肺亏虚、心气不足、气血虚弱者，亦常为滋补要药。中医古籍文献记载本品主补五脏，安精神，定魂魄，止惊悸，除邪气，明目，开心益智；调中，止消渴，通血脉，治一切虚证。

人参虽为滋补良药，但若服食不当，便会适得其反，故正确服食是取得良好作用的关键。

◆ 研粉：将人参烘干，打磨成粉，每次取 1~2 克吞服，每日 1 次。适用于气虚诸证。

◆ 含化：人参 1 克，切为薄片，每日分数次放入口中，缓缓噙化咽下。适用于久病气虚、肺虚喘促、脾虚倦怠及口燥咽干者。

◆ 蒸蛋：将鸡蛋顶端钻 1 个小孔，纳入 1 克人参粉拌匀，外用湿纸封口，蒸熟服食，每日 1 剂。补虚扶正，强身健体，适用于各种虚证的调养。

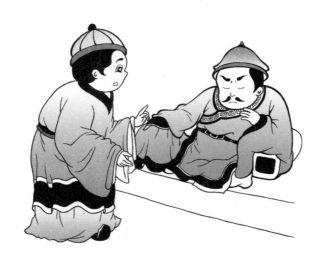

乾隆与海参

乾隆帝名爱新觉罗·弘历，是我国清代著名的君王，"乾隆"寓意"天道昌隆"。

相传有一次，乾隆南巡到了南京，两广总督安排了丰盛的宴席进献。可乾隆久居宫中，对常见的驼蹄、熊掌、猩唇、斑鸠、鲥鱼、紫鲍等了无兴趣。老厨师见状，临时赶制了一碗大杂烩，将海参、干贝、鱼片、海米、火腿、玉兰片、笋丁等和鸡汤一起配制。干贝的鲜香、海米的陈香、火腿的熏香、竹笋的馨香、海参的清香融入鸡汤中，在雪白的玉兰片烘托下，更显出海参的爽滑与精贵。乾隆从菜肴中品出满汉交融的喻义，连连称奇，将这盆汤命名为"全家福"。

瑞典生物学家林奈在《自然系统》一书中首次给海参命名。清代袁枚《随园食单》中有关于海参制法的介绍：夏日用芥末、鸡汁拌冷海参丝甚佳；或将海参切小碎丁，和笋丁同入鸡汤后煨成羹；用豆腐皮、鸡腿、蘑菇煨海参亦佳。

海参　为富含蛋白质的滋补佳品。中医认为，本品性味甘、咸而温，归心、肾经，有补肾益精、养血润燥之功，适用于肾虚不固、精血亏少之羸弱消瘦、腰膝酸软、遗精、遗尿、血虚经闭、肠燥便秘等。中医古籍文献记载本品性温补，足敌人参，故曰海参。研究表明，海参是典型的高蛋白、低胆固醇食物，高血压、高脂血症及冠心病患者服食尤宜。

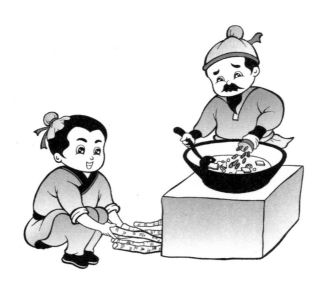

乾隆与猴头菇

康乾盛世，国泰民安，乾隆东游西巡，无论走到哪里，都会把御厨带到哪里。据传，乾隆一次南巡到达常州，常州官员备好宴席恭候，席间名肴丰盛，可乾隆却眉头不展，原来酒席上唯独没有猴头菇。于是乾隆令随行御厨亲自烹饪猴头菇。乾隆对众臣说："猴头菇比燕窝和熊掌还贵重，常食轻身延年。"后世医家认为乾隆健康长寿、睿智聪慧，与他喜食猴头菇不无关系。

猴头菇 又名猴菇、猴头菌、猴头蘑等，为齿菌科植物猴头菌的子实体，因其干燥后变为黄褐色，形状酷似猴子脑袋，故被称为猴头菇。猴头菇与熊掌、海参、鱼翅并称"四大名菜"，并与燕窝齐名，民间有"多食猴头，返老还童"之谚语。

研究表明，猴头菇是一种高蛋白、低脂肪、富含矿物质和维生素的优良食品。中医认为，猴头菇性味甘、平，入肺、胃、肾经，有健脾养胃、补益肾精之功；适用于脾胃亏虚、纳差食少、大便溏薄、失眠、眩晕、腰膝酸软、阳痿遗精等。

乾隆与杭菊

据传，乾隆有一次下江南，龙船摇到离杭州不远的武林码头。乾隆皇帝本想上岸游览，谁知皇后感受风邪，症状加重，乾隆急命御医诊治。御医说："船上没有治伤风的药了，只能到杭州再想办法。"这时，一名伙夫送茶到此，对乾隆皇帝说："我有良药能治皇后娘娘的病。"说罢，他跳上岸去，从田野里采来几把菊花，清洗干净后，用滚水一冲，让皇后娘娘喝下。

皇后喝完菊花水后，第二天竟然头不痛了，鼻不塞了，精力也恢复了。乾隆十分高兴，夸赞这菊花是神药，并展纸提笔，写下"武林神菊"四个大字。于是，杭州所产的菊花便成了贡品，与亳菊、滁菊、怀菊并列为中国"四大名菊"。

菊花　为菊科植物菊的头状花序。菊花性味辛、甘、苦而微寒，归肺、肝经，疏风清热，清肝明目，平降肝阳。本品善祛风热之邪，对外感风热之证疗效甚佳，对肝经风热、肝阳上亢等也有治疗作用。

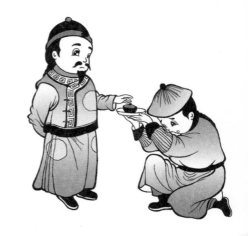

慈禧与半夏曲

据清宫医案记载，某日，慈禧太后染疾，太医张仲元、李德源、戴家瑜等前往诊治。太后乃脾胃失运之证，以致便泻，头昏目眩，身困肢软。太医用四君子汤加保宁半夏12克将慈禧治愈。

保宁半夏即半夏曲。清时，阆中属保宁府管辖，因而阆中又叫保宁。保宁半夏曲以阆中特产半夏为主药，配以白蔻、上桂、广香等名贵中药材，按古秘方配制而成。

半夏曲　为半夏加面粉、姜汁等制成的曲剂。中医认为，本品性味甘、辛而温，入肺、脾、大肠经，有止咳化痰、平喘降逆、和胃止呕、消食宽中之功，适用于风寒咳嗽、喘息气急、胸脘满闷、久咳不愈、食积不化、四肢不温、大便稀溏等。中医古籍文献记载本品化痰止咳，消食积，治泄泻，主治咳嗽痰多和停食作呕。

慈禧锦衣玉食，脾胃功能薄弱，加之饮食不知节制，故而出现便泻、身困肢软诸症状。半夏曲和胃止呕，消食宽中。脾胃健运，诸阳四布，因而对慈禧之疾有效。

半夏曲质地酥脆，气味芳香。药粉撒于浓痰上，痰液立刻化为清水。本品对风寒咳嗽、喘息气急、湿痰冷饮、胸脘满闷、久咳不愈、顽痰不化、恶心欲呕、便溏等有独特功效。为服用方便，本品目前已有片剂、冲剂、口服液应用于临床。

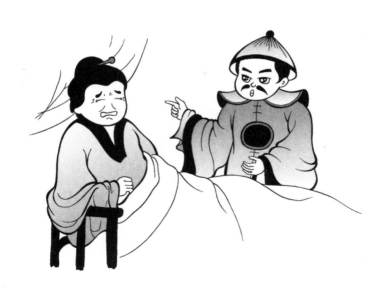

慈禧与鲜花

慈禧太后非常喜欢食花。清宫医案载，对于各种正在盛开的鲜花，慈禧总是随采随吃。有一种叫"雪球"的白菊花，花瓣短而细密，洁白如玉，慈禧让太监将花瓣采下，浸在温水里漂洗、沥净，放入鸡汤或其他肉汤火锅里烫食，十分可口。她常把鲜菊花制成膏剂食用，这就是菊花延龄膏。

菊花盛开时节，取菊花瓣洗净，加水煎汤，去渣熬为浓汁，再加入适量蜂蜜，以文火收膏，装瓶备用。每次 10 克，温开水冲服，每日 3~4 次。《慈禧光绪医方选议》载，菊花延龄膏是慈禧常用方，药仅菊花 1 味。《本草秘录》言菊花有野种、家种之分，家种为佳，补多于泻；野菊味苦，泻多于补。由此可知，菊花除能疏风清热、清肝明目、解毒消肿外，尚具有滋补作用，只是"不可责以近功"，故多制成膏剂使用。据宫廷医案记载，慈禧肝经有火，肺胃积热，又因年事已高，故服用补泻兼施的菊花延龄膏，可谓一举数得。

慈禧与水牛角

八国联军入侵中国，慈禧太后携光绪帝出逃，一路奔波劳顿，苦不堪言。

据说，一天晚上，一行人逃至一间破庙内安歇，慈禧有些发热，由于仓促出逃，身边未带合适的药品。这时，帮忙做饭的一个当地老农说："我家有秘方，专治发热。"慈禧问："到底是什么秘方？"老农回答说："太后，民间有个验方，用水牛角熬水喝，热病就能好。现在我家里就有一个水牛角，如果您相信我，就拿来给您煮水喝。"

听到这里，慈禧喜出望外。于是老农把水牛角拿来，慈禧喝了牛角水，体温很快恢复正常。回京后，为了感谢老农，慈禧给他封了个七品官。

水牛角　为中药犀角的代用品，是常用清热凉血药。中医认为，本品性味苦、寒，入心、肝经，有清心安神、凉血止血、泻火解毒之功，适用于伤寒瘟疫、惊狂谵语、吐血、衄血、下血、痈疽肿毒等。孕妇慎用。

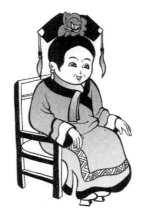

于成龙与萝卜

于成龙，字北溟，号于山，清代名臣。

康熙年间，于成龙因政绩突出，被升为福建按察使。按照惯例，赴任途中，自有沿途官员迎来送往，吃住不需要费心。而于成龙却自带几大筐萝卜，作为沿途菜蔬。到任后，不少商人向他行贿，都被他严词拒绝。于成龙到老都持守清正简朴之风，被百姓亲切地称为"于青菜"。康熙皇帝称赞其"居官清正，实天下廉吏第一"。

萝卜 又名莱菔，为十字花科植物，其根茎、叶、种子皆可入药，谚语说"萝卜出了地，郎中没生意"。中医认为，萝卜性味辛、甘而凉，归脾、肺经，有清热生津、凉血止血、下气宽中、消食化痰之功。中医古籍文献记载本品下气，消食去痰，生捣汁饮服，主消渴，治咳嗽失声、咽喉诸病；熟者下气和中，补脾运食，生津液。萝卜叶、萝卜子也有消食理气、化痰止咳、清肺利咽、散瘀消肿之功。萝卜汁滴鼻可治疗偏头痛，饮服可治疗糖尿病，还可治疗酒醉之心烦、口渴等。

朱彝尊与枇杷

朱彝尊，字锡鬯，清初著名学者和词人。

朱彝尊不仅学识渊博，而且儒雅诙谐。相传他曾经和一位道士交游密切。道士观中有两株枇杷树，远近闻名。每当枇杷成熟，道士总忘不了请朱彝尊去品尝。这枇杷味道鲜美，而且无核肉厚。有一天，朱彝尊问道士："这枇杷是什么品种，居然这么好？"道士机警地回答"这是仙种"，说完就不再开口了。

朱彝尊知道道士最爱吃蒸猪蹄，一天，他特意请道士来家中做客。道士来到朱家，只见一个仆人提了一只猪腿从其身边走过。过了一会儿，热腾腾的蒸猪蹄就上桌了，吃起来又烂又酥，肥而不腻。这么短的时间便能蒸烂猪蹄，确实是门学问。道士感到诧异，于是便向朱彝尊请教烹饪妙法。

朱彝尊说："这也不难，就用你的无核枇杷种和我做交换吧！"道士说："要种出无核枇杷非常简单，只要在枇杷开花的时候，把花中间的一根花蕊拔去就成了。"

朱彝尊回答说："我的蒸蹄法更简单，现在吃的是昨天晚上蒸好的，刚买来的猪蹄还没下锅呢！"

枇杷　为蔷薇科植物枇杷的果实。枇杷的叶子酷似古代乐器琵琶，因而得枇杷之名。

中医认为，枇杷性味甘、酸而凉，入脾、肺、肝经，有润肺止咳、和胃降逆之功，适用于肺痿咳嗽、暑热声嘶、呕吐呃逆等。中医古籍文献记载本品下气，止呕逆，治肺气，润五脏；治肺痿痨伤吐血、咳嗽吐痰，又治小儿惊风发热。此外，枇杷的根、叶、花和树之嫩皮均可入药。枇杷叶为常用中药，目前药房出售的枇杷制剂都是以枇杷叶为主制成的，如枇杷膏由枇杷叶加川贝、沙参和蜜制成，有润肺止咳作用；枇杷露由枇杷叶蒸馏制成，用于肺热咳嗽、痰多呕逆；枇杷冲剂由枇杷叶、川贝等加工制成，用于伤风咳嗽和急、慢性支气管炎。

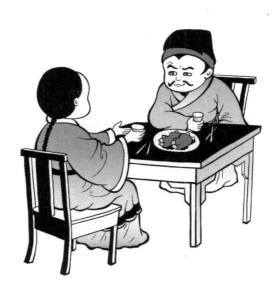

左宗棠与莼菜

左宗棠，字季高，号湘上农人，我国晚清军政重臣。

据说左宗棠爱喝莼菜汤，在被清廷任命为钦差大臣，督办新疆军务后，他身在戈壁却时常想念当年在杭州喝过的新鲜莼菜汤。浙江富商胡雪岩得知左大人这一心事后，将新鲜莼菜逐片夹在绸布里，并托人带到新疆。由于保存得当，莼菜运至新疆后做成的汤羹仍然味道鲜美，宗棠大人得以一饱口福。

莼菜　又名水葵、丝莼、尊菜、马蹄草、水荷叶、湖菜，为睡莲科植物，嫩茎和嫩叶可食用。

中医认为，本品性味甘、寒，入脾、肺经，有清热解毒、利水消肿之功，适用于痈疽肿毒、湿热黄疸、丹毒、泻痢、胃病和多种癌症。中医古籍文献记载本品下气止呕，治热疸，厚肠胃，解百毒，延年益智，清诸疮。

徐大椿与大黄

徐大椿，原名大业，字灵胎，晚号洄溪老人，清代名医。

大黄药力峻猛，故又有"将军"称号，其来历据说与徐大椿有关。有位姓杨的老病人因外感夹食滞，曾请好几位医生治疗。医生都认为老年人气血不足，伤于饮食则只能补益中气，待中气强盛，食滞自除，因而多以贵重补药治之。老人服药后病情反而加重，呼吸急促，甚至一闻到米饭的气味就恶心呕吐，命悬一线，家人急请徐大椿来诊治。徐大椿诊后说："这个病非用大黄消导不可。"他亲自煎药，看着病人把药喝下去。果然，老人服药后当晚就呼吸平稳，一直安睡到天明。第二天老人继续服药，拉出少量极臭的粪便，第三天清晨竟然能走动了。

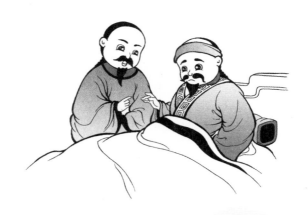

此后老人的食欲逐渐增加，精神也慢慢地恢复如初。有人请教其中原因，徐大椿说："伤于饮食的人，一定厌恶饮食，只有把滞留在肚子里的食物消掉，食欲才能恢复，疾病才能治愈。所以，我用将军（大黄）直捣病源，故此获效，庸医哪里懂得这个道理啊！"

大黄 又名将军、锦纹等，为蓼科植物掌叶大黄或药用大黄的干燥根或根茎。大黄性味苦、寒，入脾、胃、大肠、心、肝经，有泻下攻积、泻火解毒、活血化瘀、清泄湿热之功。本品能荡涤肠胃，为治积滞便秘之要药，因其苦寒沉降，善于泻热，故治疗热结便秘最为适宜。中医古籍文献记载本品下瘀血血闭，破癥瘕积聚，荡涤肠胃，推陈致新，通利水谷，调中化食，安和五脏；本品气味重浊，直降下气，走而不守，有斩关夺将之力，故号为将军；专攻心腹胀满、胸胃蓄热、积聚痰实、便结瘀血、女人经闭，盖热淫内结，用此开导阳邪，宣通涩滞，奏功独胜。本品含有鞣质，具收敛作用，故泻下后常可产生继发性便秘。本品又可清泄湿热，可使湿热从大便而出，故又常用于治疗湿热黄疸等。本品攻下作用峻猛，易伤正气，若非实证，不宜选用。一般生大黄泻下力强，欲攻下者宜生用或后下，或开水泡饮。酒大黄，取酒上行之性，长于清上部火热。制大黄，泻下力较缓，活血作用较好，多用于血瘀证。大黄炭，以止血见长。本品有活血通下作用，妇女胎前和产后、月经期、哺乳期，均当慎用或忌用。

张锡纯与鸦胆子

张锡纯，字寿甫，中西医汇通学派的代表人物之一，近现代医学泰斗，著有《医学衷中参西录》。

张锡纯有位朋友在乡村任教，一年中秋时节，朋友患痢疾，诸医久治不愈。一天，这位朋友刚好遇到张锡纯外出新归，求其诊治。张锡纯诊其脉象洪实，知为热痢，就对他说："这容易治，只要买苦参子百余粒，去皮，分两次服下即可。"朋友如法服之，服了两次就好了。苦参子又名鸦胆子，治痢疾多有效验。

国医大师邓铁涛先生在 20 世纪 30 年代曾患痢疾，服鸦胆子 20 粒，3 次而愈，并未复发。

鸦胆子　为苦木科植物鸦胆子的成熟种子。中医认为，本品性味苦、寒，入大肠、肝经，有清热解毒、截疟治痢、腐蚀赘疣之功。本品苦寒，善治热毒血痢，又有截虐之功，可治各种疟疾，外用去疮，治鸡眼、寻常疣。

李慈铭与木香

李慈铭，晚清官员，著名文史学家。

清代光绪年间，山西道监察御史李慈铭因深夜忙于公务，感受风寒，全身不适，肠鸣，腹痛，腹泻。

第二天一早，李慈铭请城中名医前来诊治。医生问清病情后笑捋白须，从药箱中取出 1 瓶药丸，让李大人以浓米汤饮下，每次 20 粒。服药后不久，李慈铭的腹泻就止住了，两天后病已痊愈。李慈铭问医生所用何药，医生回答说："此药就在大人洗砚池旁。这种叫木香的花木能行气止痛，实肠止泻，用其根与黄连做成药丸，即大人所服之药。"李慈铭看着白锦缎般美丽的木香花，大为欣喜，兴奋之际，还特意赋诗一首："细剪冰蘼屑麝胎，双含风露落琼瑰。分明洗砚匀笺侧，长见笼香翠袖来。"此诗用冰清玉洁的荼蘼和麝香细末来形容木香花，真是传神之至。

木香　为菊科植物木香、川木香的根。中医认为，木香性味辛、苦而温，入脾、胃、大肠、胆经，有行气止痛之功。本品气味芳香，能通行三焦，尤善行中焦脾胃和下焦大肠之气滞，为行气止痛要药。中医古籍文献记载本品健脾消食，主治呕逆反胃，对脾胃气滞、纳食不香、脘腹胀满等甚效。

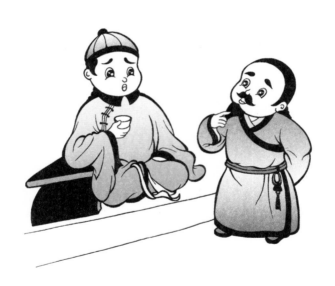